专家与您面对面

# 小儿腹泻

主编/申淑芳 付 涛

中国医药科技出版社

图书在版编目（CIP）数据

小儿腹泻 / 申淑芳，付涛主编 . -- 北京：中国医药科技出版社，2016.1
（专家与您面对面）

ISBN 978-7-5067-8032-2

Ⅰ. ①小⋯　Ⅱ. ①申⋯ ②付⋯　Ⅲ. ①小儿疾病 – 腹泻 – 防治

Ⅳ. ① R723.11

中国版本图书馆 CIP 数据核字 (2015) 第 311444 号

专家与您面对面——小儿腹泻

美术编辑　陈君杞
版式设计　大隐设计

出版　中国医药科技出版社
地址　北京市海淀区文慧园北路甲 22 号
邮编　100082
电话　发行：010-62227427　邮购：010-62236938
网址　www.cmstp.com
规格　880 × 1230mm $\frac{1}{32}$
印张　$4\frac{7}{8}$
字数　79 千字
版次　2016 年 1 月第 1 版
印次　2016 年 1 月第 1 次印刷
印刷　北京九天众诚印刷有限公司
经销　全国各地新华书店
书号　ISBN 978-7-5067-8032-2
定价　19.80 元
本社图书如存在印装质量问题请与本社联系调换

## 内容提要

　　小儿腹泻怎么防？怎么治？本书从"未病先防，既病防变"的理念出发，分别从基础知识、发病信号、鉴别诊断、综合治疗、康复调养和预防保健六个方面进行介绍，告诉您关于小儿腹泻您需要知道的有多少，您能做的有哪些。

　　阅读本书，让您在全面了解小儿腹泻的基础上，能正确应对小儿腹泻的"防"与"治"。本书适合小儿腹泻患者及家属阅读参考，凡患者或家属可能存在的疑问，都能找到解答，带着问题找答案，犹如专家与您面对面。

# 专家与您面对面

## 丛书编委会（按姓氏笔画排序）

## 前言

"健康是福"已经是人尽皆知的道理。有了健康，才有事业，才有未来，才有幸福；失去健康，就失去一切。那么什么是健康？健康包含三个方面的内容，身体好，没有疾病，即生理健康；心理平衡，始终保持良好的心理状态，即心理健康；个人和社会相协调，即社会适应能力强。健康不应以治病为本，因为治病花钱受罪，事倍功半，是下策。健康应以养生预防为本，省钱省力，事半功倍，乃是上策。

然而，污染的空气、恶化的水源、生活的压力等等，来自现实社会对健康的威胁却越来越令人担忧。没病之前，不知道如何保养，一旦患病，又不知道如何就医。基于这种现状，我们从"未病先防，既病防变"的理念出发，邀请众多医学专家编写了这套丛书。丛书本着一切为了健康的目标，遵循科学性、权威性、实用性、普及性的原则，简明扼要地介绍了100种疾病。旨在提高全民族的健康与身体素质，消除医学知识的不对等，把健康知识送到每一个家庭，帮助大家实现身心健康的理想。本套丛书的章节结构如下。

第一章 疾病扫盲——若想健康身体好，基础知识须知道；

第二章 发病信号——疾病总会露马脚，练就慧眼早明了；

第三章 诊断须知——确诊病症下对药，必要检查不可少；

第四章 治疗疾病——合理用药很重要，综合治疗效果好；

第五章 康复调养——三分治疗七分养，自我保健恢复早；

第六章 预防保健——运动饮食习惯好，远离疾病活到老。

按照以上结构，作者根据在临床工作中的实践体会，和就诊时患者经常提出的一些问题，对 100 种常见疾病做了系统的介绍，内容丰富，深入浅出，通俗易懂。通过阅读，能使读者在自己的努力下，进行自我保健，以增强体质，减少疾病；一旦患病，以利尽早发现，及时治疗，早日康复，将疾病带来的损害降至最低限度。一书在手，犹如请了一位与您面对面交谈的专家，可以随时为您答疑解惑。丛书不仅适合患者阅读，也适用于健康人群预防保健参考所需。限于水平与时间，不足之处在所难免，望广大读者批评、指正。

编者

2015 年 10 月

# 目录

## 第1章 **疾病扫盲**
### ——若想健康身体好，基础知识须知道

## 第2章　发病信号
——疾病总会露马脚，练就慧眼早明了

## 第3章　诊断须知
——确诊病症下对药，必要检查不可少

## 第4章 治疗疾病
——合理用药很重要，综合治疗效果好

第5章 **康复调养**
——三分治疗七分养，自我保健恢复早

第6章 **预防保健**
——重视预防调养，才能远离疾病

第 1 章

# 疾病扫盲

## 若想健康身体好，基础知识须知道

## 何谓腹泻

　　腹泻是消化系统疾病中的一种常见症状，系指排便次数多于平时，粪便稀薄，含水量增加，有时脂肪增多，带有不消化物，或含有脓血。正常人一般每天排便1次，个别人每2～3天排便1次，或每天2～3次，且粪便成形，不应称为腹泻。值得注意的是，老年人和手术后的患者常常会发生直肠性便秘，此时由于粪便嵌塞于直肠腔内，刺激直肠黏膜，可有排便次数增加，且伴有里急后重感，有时还会有黏液排出，也不应列为腹泻，其实际上是严重的便秘，这种便秘需灌肠或用手挖帮助排便，医学上称之为假性腹泻。

## 腹泻如何分类

　　腹泻是一种症状，其发病机制相当复杂，引起腹泻的疾病也很多，因此，腹泻有各种不同的分类方法。

　　（1）根据病程长短，分为急性腹泻与慢性腹泻两种：

　　急性腹泻是指排便次数增多，并呈不同程度的稀便，往往伴有肠痉挛所致的腹痛，病程在两个月以内者；临床上，如腹泻持续或反复超过两个月，可称为慢性腹泻。当然，这种区分是人为的，腹泻病程超过两个月固然可称为慢性腹泻，但病史短于两个月者亦未必全为急性腹泻，其中一些病例可能是慢性腹泻的初期，或临床表现不明显的慢性病例的初次发作，在实际诊断时，必须与急性腹泻互相参照。

（2）根据病理生理的特点可分为

①渗出性腹泻；

②分泌性腹泻；

③渗透性腹泻；

④吸收不良性腹泻；

⑤胃肠蠕动加速性腹泻。

（3）按解剖部位可分为

①胃原性腹泻；

②肠原性腹泻；

③内分泌失常性腹泻；

④功能性腹泻。

其中，肠原性腹泻根据病因不同可分为：

①病原感染性腹泻；

②炎症非感染性腹泻；

③肿瘤性腹泻；

④消化不良和吸收障碍性腹泻；

⑤食物（中毒、过敏）性腹泻；

⑥药物作用或化学品中毒性腹泻；

⑦功能性腹泻。

## 哪些原因可引起急性腹泻

急性腹泻发病原因大致可归纳为三大类：

（1）急性肠道疾病

①细菌性食物中毒：沙门菌属性食物中毒；金黄色葡萄球菌性食物中毒；变形杆菌性食物中毒；嗜盐菌性食物中毒；肉毒中毒；致病性大肠杆菌性食物中毒；绿脓杆菌性食物中毒；韦氏杆菌（耐热型）性食物中毒；真菌性食物中毒。

②急性肠道感染：病毒性肠炎；急性细菌性痢疾（急性菌痢）；霍乱、副霍乱；急性阑尾炎；金黄色葡萄球菌性肠炎，假膜性肠炎；白色念珠菌性肠炎；急性阿米巴痢疾；急性血吸虫病。

③其他原因的急性肠炎：急性出血性坏死性肠炎；耶尔森肠炎菌性肠炎。

④消化不良。

（2）急性中毒

①植物类急性中毒；

②动物类急性中毒；

③药物刺激及毒性反应；

④化学毒剂急性中毒。

（3）全身性疾病

①急性全身性感染；

②过敏性紫癜；

③变态反应性肠胃炎；

④尿毒症；

⑤甲状腺危象；

⑥慢性肾上腺皮质功能减退症危象。

引起急性腹泻的原因很多，但以急性肠道感染、中毒及过敏性因素等最为常见。

## 哪些原因可引起慢性腹泻

慢性腹泻可由于消化系统疾病、消化系统以外的慢性病变以及其他原因而引起，其中又以器质性疾病引起者居多。

其病因如下：

1. 消化系统疾病

（1）肠原性慢性腹泻

①慢性肠道细菌感染性疾病：慢性细菌性痢疾（慢性菌痢）；溃疡型肠结核；肠道菌群失调。

②肠道寄生虫病：慢性阿米巴痢疾；肠鞭毛虫病；结肠小袋纤毛虫病；胃肠型黑热病；慢性血吸虫病；肠道蠕虫病。

③原因未明的和其他原因的肠炎：局限性肠炎，肉芽肿性肠炎；慢性非特异性溃疡性结肠炎及所谓"慢性结肠炎"；嗜酸粒细胞性胃肠炎；放射性肠炎。

④肠肿瘤：结肠癌；小肠恶性淋巴瘤。

⑤肠吸收功能障碍："原发性"吸收不良综合征；维普尔病（Whipple 病）。

（2）胃原性慢性腹泻。

（3）胰原性慢性腹泻。

（4）肝胆疾病所致的慢性腹泻。

2. 全身性疾病

（1）内分泌、代谢障碍性疾病

①甲状腺功能亢进症；

②慢性肾上腺皮质功能减退症；

③垂体前叶功能减退症；

④甲状腺功能减退症；

⑤糖尿病性肠病；

⑥类癌综合征；

⑦凡－莫二氏综合征；

⑧水电解质平衡失常。

（2）尿毒症。

（3）糙皮病。

（4）药物性及食物过敏性慢性腹泻。

（5）低丙种球蛋白血症。

（6）免疫球蛋白 A 重链病。

（7）硬皮病。

（8）结肠激惹综合征（痉挛性结肠）。

（9）神经官能性腹泻。

## 腹泻的发病基础

腹泻主要是病毒、细菌、食物毒素或化学性毒物、药物作用、肠过敏、全身性疾病等原因造成胃肠分泌、消化、吸收和运动等功能紊乱的结果。

我们知道，人体摄入的食物和其他物质，经胃肠道消化和分解后，有用的部分被吸收，无用的残渣随粪便排出。正常人每天摄入的饮食和从各种消化腺（如唾液腺、胰腺等）及胃肠黏膜上皮细胞分泌到消化道的消化液和水分，总量约9L，并含有大量电解质，一般24小时内，空肠吸收水分3～5L，回肠2～4L，进入结肠者只剩1～2L，且大部分被结肠吸收，最终随粪便排出的水分不过100～150ml，还有少量的电解质。由于肠道吸收水分的潜力强大，所以正常人粪便的含水量一般是稳定的，不会因饮水的多少受影响。在小肠上段肠腔内，由于食糜质和量的差异以及电解质含量的多少，其渗透压可呈高张或低张状态，水分不断由血浆渗入肠腔，或从肠腔吸收入血浆，使血浆与肠腔之间的渗透保持着动态平衡。

腹泻的发病基础是胃肠道的分泌、消化、吸收和运动等功能发生障碍或紊乱，以致分泌量增加，消化不完全，吸收量减少和（或）动力加速等，最终导致粪便稀薄，可含渗液，大便次数增加而形成腹泻。

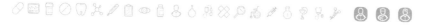

## 引起吸收不良性腹泻的原因

吸收不良性腹泻从发病机制上可分为以下 5 种：

（1）黏膜透过性异常：这是由于小肠黏膜的特殊病变，如绒毛或微绒毛的变形、萎缩等变化，使小肠黏膜的有效吸收面积和黏膜透过水和电解质减少所致，这种腹泻见于小儿乳糜病、热带和非热带斯泼卢（即口炎性腹泻）等疾病。其临床特点为：①禁食可减轻腹泻；②肠腔内食糜的渗透压高于血浆渗透压；③粪便中电解质含量高于血浆中的浓度。

（2）肠吸收面积减少：如远端小肠切除，可影响胆盐的吸收，而胆盐过多地进入结肠，能刺激肠黏膜增加 cAMP 含量，从而导致脂肪吸收不良和严重的水泻；大段肠道，尤其是小肠切除后，所有营养物质的吸收发生障碍，以致肠腔渗透压增高，从而引起腹泻。

（3）肠黏膜充血：当门静脉或肝静脉阻塞，或右心功能不全时，门静脉内压力增高，引起胃肠道黏膜广泛充血和水肿，影响肠道内营养物质的吸收而发生腹泻。

（4）细菌繁殖过多：在某种疾病状态下，小肠内细菌可以过多繁殖，如肝硬化、小肠浸润性疾病引起的部分性肠梗阻或某段小肠失蠕动（如系统性硬皮病）以及盲襻综合征等，由于细菌分泌的毒素影响消化酶的作用，以及细菌的分解物结合胆盐，使胆盐失去形成微胶粒的能力，以致妨碍脂肪等食物的消化吸收，引起腹泻或脂肪泻。

（5）吸收抑制：典型的例子是先天性氯泻，正常人氯化物在回肠和结肠中呈主动性吸收，是以氯离子被吸收进入血浆，血浆碳酸氢根离子被分泌至肠腔的离子交换方式完成的。与此相似，钠离子在肠道的吸收是与血浆氢离子互相交换而完成的。在先天性氯泻时，氯的主动吸收功能不全而钠离子的吸收过程正常，因此，肠内容物中由于氢离子与氯化物增加，但缺少碳酸氢根离子与之中和而呈酸性，回肠和结肠内液体积聚而引起腹泻。氯泻也可有继发性的，见于长期腹泻而缺钾的患者，此种腹泻的临床特点为：①粪便中氯化物浓度与正常相反，超过钠离子与钾离子浓度之和；②有严重的水泻，使大量氯化物与钠离子、钾离子丢失，造成代谢性碱中毒和低氯、低钠、低钾血症。

## 哪些原因可引起胃源性腹泻，有什么特点

胃源性腹泻可见于下列几种情况：

（1）胃酸过少或缺乏，如慢性萎缩性胃炎、胃黏膜萎缩、晚期胃癌等均可伴发腹泻。

（2）胃酸分泌过多，如胃泌素瘤引起的腹泻。

（3）胃大部切除、胃空肠吻合术后或胃肠瘘管形成时，胃内容物流入肠腔过速所引起的腹泻。

（4）肠内容物或胆汁经常反流入胃，致使胃内细菌繁殖，黏膜发生慢性炎症，胃酸分泌缺乏或被碱性肠内容物所中和，均可引起胃原性腹泻。

胃原性腹泻主要表现为腐败性消化不良，大便每日多次，多在晨起或餐后，常无肠绞痛，大便深褐色，带泡沫，糊状便多于水样便，具有刺鼻的恶臭，含氨量增加，呈碱性反应，镜检可见仍具横纹的肌纤维，尿中尿蓝母试验呈阳性，排气量较少，但有恶臭，有时患者嗳出臭蛋样臭气。

口服稀盐酸或胃蛋白酶合剂疗效显著，可有力地支持胃原性腹泻的诊断。限制蛋白质的摄入，尤其是肉类与蛋品，也可使腐败性消化不良缓解。

## 引起肠源性腹泻的原因

引起肠源性腹泻的原因有：

（1）**肠道炎症**：肠道炎症所引起的腹泻可分为感染性炎症性腹泻和非感染性腹泻两类：

①感染性炎症性腹泻：为最常见的一类腹泻，常见于：

病毒感染：按发病率高低顺序分别为：轮状病毒（其中包括 A 组轮状病毒、成人腹泻轮状病毒）、肠腺病毒、诺沃克病毒、埃可病毒、星状病毒、冠状病毒、嵌杯样病毒、Norwalk 因子以及其他病毒感染所引起的腹泻等。

细菌感染：细菌感染所致的感染性腹泻十分常见，呈全球性分布，如细菌性痢疾、沙门菌感染、霍乱、副溶血弧菌感染、弯曲菌感染、溃疡性肠结核以及金黄色葡萄球菌胃肠炎等。

真菌感染：如肠念珠菌病等。

寄生虫感染：如阿米巴肠病、梨形鞭毛虫病、血吸虫病、钩虫病、姜片虫病以及绦虫病等。

②非感染性腹泻：如炎症性肠病（包括慢性非特异性溃疡性结肠炎和克罗恩病）、急性出血性坏死性肠炎、放射性肠炎以及缺血性肠病等均可有腹泻，结肠憩室炎或结肠息肉并发结肠炎也可伴有腹泻。

（2）肿瘤：肠道肿瘤，如小肠恶性淋巴瘤、结肠癌以及直肠癌等，导致肠黏膜的浸润、糜烂和溃疡等病变，均可引起腹泻；Apud 瘤、胃泌素瘤、类癌以及胰性霍乱等，则由于产生大量的胃肠肽类物质而引起腹泻。

（3）吸收障碍：小肠黏膜受损，如小儿乳糜病、热带和非热带斯泼卢病、乳糜管或肠系膜淋巴结病变等引起的肠腔内菌群失调以及小肠部分切除或短路手术等，均可引起营养物质的吸收障碍而引起腹泻。

（4）食物中毒：如葡萄球菌肠毒素所引起的食物中毒、海豚中毒以及肉毒中毒等。

（5）化学品中毒：如砷、汞、磷及酒精等中毒。

（6）药物作用：泻剂如硫酸镁等；拟副交感神经药如新斯的明、乙酰胆碱及毛果芸香碱等；广谱抗生素如林可霉素及氯林可霉素；降压药如胍乙啶及利血平等都能引起腹泻。

（7）肠变态反应性疾病：因对乳品及鱼虾等食物过敏，引起肠的变态反应性疾病，导致腹泻。

（8）其他：如尿毒症及营养不良等。

## 腹泻对人体的危害

腹泻给人体造成的危害是多方面的：

（1）腹泻能引起营养不良：众所周知，胃肠道是人体吸收营养物质的唯一途径，摄入的食物和其他营养物质在胃肠道消化和分解后，有用的部分被吸收，无用的残渣由粪便排出。腹泻时，人体对营养的吸收发生严重障碍，能量供给不足，使人感到头昏眼花、口干舌燥、四肢疲乏、心慌气短，甚至出现营养不良表现。

（2）腹泻可导致维生素缺乏：长期腹泻可直接影响机体对维生素的吸收，引起维生素的缺乏。有些人腹泻日久后出现皮肤头发干燥，头发失去正常光泽和滋润，间有散在性脱落，产生早秃现象，此为缺乏维生素 A 所致；又如，有些人出现舌炎、口角炎、多发性神经炎，这是缺乏维生素 B 的结果。

（3）腹泻可引起贫血：由于消化吸收的障碍，蛋白质及其他造血原料的吸收减少，可引起贫血，出现指甲、手掌、皮肤以及口唇、和睑结膜等处颜色苍白，疲倦乏力，头晕耳鸣，注意力不集中等贫血症状，甚至可出现营养不良性水肿。

（4）腹泻可降低身体的抵抗力：腹泻引起的营养不良、贫血及维生素缺乏等，可使人体对传染病及各种感染的抗病能力减弱，炎症容易扩散，也可使组织再生及外伤愈合能力减弱，受伤后伤口不易愈合。

（5）腹泻可引起水、电解质失调和酸碱平衡紊乱：小肠黏膜病变可直接影响人体对水分的吸收，肠腔内高渗透压会使血中部分水分向肠腔转移，最后由大便排出，使机体丢失大量水分。当水分丢失不超过体重的 5% 时，机体还能代偿。一旦超过 5% 便无法代偿，从而出现一系列水、电解质失调和酸碱平衡紊乱现象。

腹泻时，机体不但丢失大量水分和营养物质，还会丧失大量对机体功能活动有重要意义的电解质，如钠、钾、钙及镁等。如果丢失超过一定限度，就会出现相应的机体功能紊乱。如缺钾时，可出现心律失常、全身软弱无力、反射减弱或消失，甚至出现呼吸肌麻痹及肠麻痹等一系列缺钾症状。

平时，身体内代谢产生的二氧化碳通过呼吸排出，其余的废物需要经过水的运送，通过肾脏由尿排出体外。脱水时尿量因机体内水分损失而减少，甚至无尿，这就会使体内代谢产生的废物排出减少，而在体内蓄积，使机体发生中毒症状，称为"酸中毒"。其临床表现除呼吸改变外，还可见疲乏无力及神经系统症状等。

脱水、电解质紊乱及酸中毒都会对机体产生严重损害，如不及时抢救，就会发生生命危险。

腹泻对老年人损害尤为严重。老年人因抵抗力弱，较青壮年容易出现腹泻，如果认为腹泻是小病，不及时就医，就易酿成大病，严重危害健康，甚至猝死。这是因为，老年人急性腹泻易出现低血糖、心脏和脑血管意外等并发症。腹泻时少食是常规，摄入不足则需要分解体内贮藏的肝糖原，以维持血糖稳定，而老年人没有足够的肝糖原贮藏物转化为糖。正常人空腹血糖浓度为 4.4 ~ 6.7mmol/L，当血糖低于 3mmol/L 时，就会出现疲软、出汗、心悸、面色苍白及晕厥等一系列低血糖症状。血糖过低还可引起深度昏迷和猝死。

腹泻时大量水分丧失，会使人体处于脱水状态，导致血容量减少，血液黏稠度增加，血流缓慢，容易形成血栓并堵塞血管。钠、钾、钙、镁可维持血液酸碱平衡、神经传导功能和心跳节律，腹泻时这些阳离子缺乏，可引起严重的心律失常，这对患有心血管疾病的老年人更为不利。

所以，老年人一旦出现腹泻，切莫掉以轻心，应及时就医。

## 何谓菌群失调症，其所致腹泻有何特点

正常大肠内每克粪便中含 $10^7 \sim 10^{12}$ 个微生物，在大便正常菌谱中，常住菌占 90% 以上，其中普通大肠杆菌与肠球菌各占一半，过路菌（如类大肠杆菌、产气杆菌、变形杆菌、绿脓杆菌、肺炎杆菌）不超过 10%，芽孢菌与酵母菌虽也称为常住菌，但数量不超过总菌数的 10%。各菌群间按一定比例组合，互相制约，互相依存，在质和量上形成一定的生态平衡。若机体的内外环境发生某些变化，导致过剩菌（包括过路菌、芽孢菌、酵母菌）繁殖显著超过正常值的 40% 以上，则引起肠道食物的分解紊乱，而出现肠菌群失调症状，

临床上表现为急性或慢性腹泻。

婴幼儿发病率为成人的 3 ～ 10 倍，全身衰竭、营养障碍和维生素缺乏、广谱抗生素的长期应用、急性感染、激素治疗、X 线照射及大面积烧伤等为肠菌群失调的发病诱因。

菌群失调所致腹泻有如下特点：

（1）如肠内有糖的异常分解，则表现为发酵性消化不良，大便呈水样或糊样，多泡沫，呈酸性反应，每日数次至十数次，伴有肠鸣、腹胀与排气增多；如为成形便，则大便成堆，多泡沫，状如发酵的面团。大便镜检可发现大量未消化的淀粉团，用卢戈液可染成深蓝、蓝色、棕红等不同颜色；此外，卢戈液又可染出大量嗜碘性细菌（酪酸梭状芽孢菌、链状球菌），证明这些细菌的存在有重要诊断意义。

（2）某些小儿体内缺乏蔗糖酶、麦芽糖酶和转化酶，以致不能将双糖类食物分解、吸收。双糖类食物在小肠内积聚过多，因细菌繁殖与酵解作用引起腹泻，其大便中乳酸含量增高，可有轻度脂肪泻，停给双糖类食物后病情好转。

（3）如肠内有蛋白质异常分解，则表现为腐败性消化不良，大便溏，呈碱性反应，黄棕色，有特殊臭味（硫化氢）。

在生活中，如有以上腹泻特点，并有引起本病的诱因，大便涂片染色证实有过剩菌显著繁殖，经消除过剩菌和修复正常菌群的治疗后，腹泻及其他消化不良症状随之缓解，据此可确诊为菌群失调性腹泻。

另外，菌群失调严重者可引起葡萄球菌性肠炎、肠白色念珠菌病，甚至真菌性败血症。

## "不服水土"为何会引起腹泻

在正常情况下，人们的皮肤、黏膜以及与外界相通的腔道，都有细菌、真菌等微生物存在，这些菌群互相依赖，互相制约，彼此和平共处，相安无事，维持着人体与外界的平衡，这些菌群对人体不仅无害，反而有益。肠道的正常菌群，在机体的食物消化过程中不仅起着重要的促进作用，而且对危害人体健康的致病菌有着强大的抑制作用，可以有效地抑制它们的生长繁殖，这对人体来说，是非常重要的，在医学上被称为生态平衡。

当人们外出时，由于生活环境使正常菌群的生活环境发生了变化，机体各部的正常菌群在种类、数量、毒力等方面都会发生变化，有些平时与机体共存的致病菌由于得不到制约，就会使人得病，而那些平时正常提供营养物质、帮助消化吸收的细菌也会受到抑制而减少，从而出现"水土不服"的症状，用医学术语来说，就是"菌群失调症"。

所以，治疗"水土不服"的根本方法就是抑制肠道优势菌，扶植正常菌群，恢复其生态平衡。一般情况下，人体经过一段时间，适应新的生活环境后，菌群可自行恢复正常，其症状可自然消除。

## 新生儿大便如何才算正常

许多新婚夫妇初为人父、人母，没有育儿经验，发现婴儿排便次数多，便不知所措，以为是腹泻，其实，这种紧张是不必要的。我们知道，正常的儿童一般每天大便两次，若大便次数增多，就意味着腹泻了。但是，正常新生儿大便次数多，不一定是腹泻，这主要是新生儿的神经系统发育还没有完善，对消化系统指挥还不够精确；另外，新生儿的肛门括约肌发育尚不完全，大便积聚时刺激直肠便可引起排便。

那么，怎样判断新生儿大便是否正常呢？新生儿最初3日内排胎便，颜色为深绿色或黑色，没有臭味。胎粪是由胎儿期肠黏膜分泌物、胆汁及咽下的羊水组成，出生后12小时内开始排泄，约于二三天内排完。正常新生儿大便因喂奶成分不同而不同。母乳喂养的婴儿，大便次数多，每日6～7次，呈金黄色，较稀，但无奶瓣；

喂牛奶的婴儿，大便次数较母乳喂养少，每日 4 ～ 6 次，大便呈浅黄色，较干，这些都属正常现象。如果大便次数超过 6 ～ 7 次，而且有奶瓣及黏液，或水分增多就是病态，应设法寻找原因，给予治疗。婴儿如果大便太干，排便困难，可用适量蜂蜜代替白糖放于奶中喂食，大便即可变软，这是因为蜂蜜有润肠作用。如果大便次数虽多却不影响孩子正常生长发育，也不用紧张，可留意继续观察。

## 小儿腹泻是如何引起的

小儿腹泻可由非感染性和感染性原因引起。

（1）非感染性原因有：生理性腹泻，母乳的营养成分超过小儿的生理需要量和消化功能的限度时，便会使小儿发生腹泻；喂食不当可引起腹泻，多为人工喂养儿，由于喂养不定时、量过多或过少或食物成分不适宜，如过早喂食大量淀粉或脂肪类食物、突然改变食物品种或断奶；个别小儿对牛奶或某些食物成分过敏或不耐受（如乳糖缺乏），喂食后可发生腹泻；气候突然变化，腹部受凉使肠蠕动增加；天气过热使消化液分泌减少，而由于口渴吃奶过多，增加消化道负担，均易诱发腹泻。

（2）感染性原因：分为肠道内感染和肠道外感染。

肠道内感染可由病毒、细菌、真菌及寄生虫引起，以前两者多见，尤其是病毒。常见病毒感染为：

①人类轮状病毒：是婴幼儿秋冬季腹泻的最常见病原；

②诺沃克病毒：多侵犯儿童及成人，与婴幼儿腹泻的关系不密切。

细菌感染主要为大肠杆菌和痢疾杆菌引起的感染。病原微生物随污染的饮食或水进入消化道，也可通过污染的日用品、手、玩具或带菌者传播。如牛奶污染，牛奶未经煮沸，奶具（奶瓶、奶头）未能每次清洗或煮烫，食用白糖污染以及小儿吮吸手指等。由于夏季气候湿热，细菌容易繁殖，牛奶、水和奶具均容易受到细菌污染，因此夏季发生细菌性腹泻的机会就多。

另外，患中耳炎、上呼吸道感染、肺炎、泌尿系感染、皮肤感染等或急性传染病时，由于发热及病原体的毒素作用使消化道功能紊乱，可伴有腹泻。有时，肠道外感染的病原体可同时感染肠道（主要是病毒）。

总之，小儿腹泻是由多种原因引起的一种综合征，面对小儿腹泻，首先应当查明原因，然后针对病因进行处理，如果是由喂养不当引起，就应该及时调整喂养，而不必使用大量抗菌药物治疗，病毒引起的腹泻也不例外，只有当细菌引起时，才应该使用有效的抗菌药物治疗。

## 婴幼儿期有什么生理、病理特点

自出生后到满一周岁之前为婴儿期，又称乳儿期，这个时期为小儿出生后生长发育最迅速的时期，周岁时体重为出生时的 3 倍，身长为 1.5 倍，各系统器官继续发育完善，因此需要摄入的热量和营养素尤其是蛋白质特别多，如不能满足，则易引起营养缺乏。但此时消化吸收功能尚不够完善，与高摄入的要求产生矛盾，加之婴幼儿乳食不能自节，更易发生消化与营养紊乱，所以母乳喂养和合理的营养指导十分重要。婴儿期抗病能力较弱，来自母体的免疫抗体逐渐消失，自身免疫力又未发育成熟，极易患传染性和感染性疾病，所以需要有计划地接受预防接种，多晒太阳，并应重视卫生习惯的培养和注意消毒隔离。

1 周岁后到满 3 周岁之前为幼儿期，生长发育速度较前减慢，尤其在体格发育方面，其生理功能日趋完善，乳牙逐渐出齐，语言动作及思维活动发展迅速，但识别危险的能力尚不足，故应注意防止意外创伤和中毒。此时饮食已从乳汁转换为饭菜，逐渐过渡到成人饮食，所以要注意按时断奶及断奶后的合理喂养，否则易致吐泻。由于户外活动逐渐增多，接触感染机会增加，而自身免疫力仍低，故此时各种小儿急性传染病的发病率最高，应注意做好预防保健工作。

## 婴幼儿为何易患腹泻

婴幼儿易患腹泻，主要与下列因素有关。

（1）消化系统特点

①消化系统发育不成熟，胃酸和消化酶分泌较少，消化酶的活性较低，对食物的耐受力差，不能适应食物质和量的较大变化。婴儿出生时，唾液腺发育不够完善，唾液分泌量少，淀粉酶量也低，以后随唾液腺的发育完善而迅速增加，至 3 ～ 4 个月时淀粉酶达到成人量的 1/3，故 3 个月以下的小儿不宜喂食淀粉类食物。婴儿出生时胰腺仅重 3 ～ 4g，出生后 3 ～ 4 个月发育加快，1 岁时达 12g，5 岁时达 25g，以后随年龄增加而逐渐增重，至成人时则可达 80g；出生时仅分泌少量胰液，而出生后 3 ～ 4 个月逐渐增多，其胰淀粉酶活性在 6 个月以下小儿较低，以后增加，1 岁时才接近成人，故不宜过早地（如在产后 3 ～ 4 个月以前）喂过多淀粉类食物。新生儿胰蛋白酶活性很低，到 6 ～ 12 个月时才增加到成人水平，出生时胰蛋白酶活性只有成人的 1/8 ～ 1/3，以后渐增，婴幼儿因胰腺酶的活性都比较低，故对脂肪和蛋白质的消化和吸收都不够完善。新生儿肝脏重量约为其体重的 5.5%，婴儿为 3% ～ 5%，学龄儿童为 2% ～ 4%，年龄越小肝脏相对越大，小儿肝脏血管丰富，但肝细胞发育尚未完善，

肝功能较差，婴儿时期胆汁分泌比较少，故影响脂肪的消化和吸收。

②婴儿因生长发育快，所需营养物质相对较多，消化系统负担较重，经常处于负荷状态，因此易于发生消化功能紊乱。

（2）机体防御能力差

①胃内酸度低（乳汁尤其是牛乳可中和胃酸，使酸度更为降低），而且婴儿胃排空较快，对进入胃内的细菌杀灭能力减弱。

②血液中免疫球蛋白（尤指 IgM 及 IgA）和胃肠道分泌型 IgA 均较低。

③正常肠道菌群对入侵的致病微生物有拮抗作用，而新生儿出生后尚未建立正常菌群，或由于使用抗生素等引起肠道菌群失调时，均易患肠道感染。

# 为何婴幼儿母乳喂养较人工喂养较少发生腹泻

母乳和兽乳相比，有如下优点：

（1）母乳营养丰富，易消化吸收，蛋白质、脂肪、糖的比例适当。

①母乳中蛋白质总量虽较少，但其中白蛋白多而酪蛋白少，故在胃内形成的凝块小，易被消化吸收。

②母乳中脂肪含不饱和脂肪酸较多，可供给丰富的必需脂肪酸，其脂肪颗粒小，又含有较多的解脂酶，有利于消化吸收。

③母乳中乳糖量多，又以乙型乳糖为主，能促进肠道乳酸杆菌生长。

④母乳中含微量元素如锌、铜、碘较多，尤其在初乳中含量更多。铁含量虽与牛乳相同，但其吸收率却高出牛乳5倍，故母乳喂养者贫血发生率极低。

⑤母乳中钙磷比例适当（2∶1），易于吸收，较少发生低钙血症。

⑥母乳中含较多的消化酶，如淀粉酶、乳脂酶等，有助于食物的消化。

（2）母乳缓冲力小，对胃酸中和作用弱，有利于胃酸参与消化，而且母乳在胃内停留时间较牛奶为短。

（3）母乳含优质蛋白质、必需氨基酸及乳糖较多，有利于婴儿的生长发育。

（4）母乳具有增进婴儿免疫力的作用

①母乳中含有SIgA（分泌性免疫球蛋白A），尤以初乳中含量为高，在胃肠道内不受酸碱度影响，不被消化，可结合肠道病原体（细菌、病毒等）和过敏原，阻止其侵入肠黏膜，故有抗过敏和抗感染的作用。此外，母乳中尚有少量IgG和IgM、B淋巴细胞和T淋巴细

胞、巨噬细胞和中性粒细胞，也有一定的免疫作用。

②母乳中含有较牛乳多的乳铁蛋白，可抑制大肠杆菌和白色念珠菌的生长，有抗感染作用。

③其他因子如双歧因子，可促进乳酸杆菌生长，抑制大肠杆菌，减少肠道感染。此外，尚有溶菌酶、过氧化氢酶、抗葡萄球菌因子及补体等。这些因子在预防小儿肠道感染中起一定作用。

（5）母乳分泌量随小儿生长而增加，温度及吸乳速度也较适宜，几乎为无菌食品。

另外，母乳喂养还能增进母子感情，刺激子宫收缩，加快产妇身体恢复，母亲也较少发生乳腺癌。

与母乳相比，兽乳中虽含有母乳中的某些成分，但在加热过程中则被破坏，而且人工喂养的食物和食具易被污染，故人工喂养儿肠道感染发生率明显高于母乳喂养儿。所以母乳是婴儿（尤其是6个月以下婴儿）最适宜的食物，应大力提倡母乳喂养，广泛宣传母乳喂养的优点。

## 什么叫生理性腹泻，及其成因

生理性腹泻多见于6个月以下的婴儿，其外观虚胖，常有湿疹，出生后不久即腹泻，每天大便次数多，甚至十几次，每次大便量不一定很多，其中含少量水分，一般没有特殊腥臭味。生理性腹泻的婴儿除大便次数增多外，多无其他症状，食欲好，无呕吐，生长发育不受影响，添加辅食后，大便即逐渐转为正常。

我们知道，婴儿的消化能力有一定的限度，如果给婴儿吃的食物超过其承受能力，就会发生腹泻。比如，将牛奶里的水分蒸发掉一半，制成所谓蒸发奶，然后用这种奶不加稀释地喂养婴儿，就可能有部分婴儿因奶内营养成分太高而发生腹泻。

再者，母乳的成分由于民族、饮食习惯、健康状况以及个体差异而有很大差别，有的母乳汁内含的营养成分不足，造成婴儿营养不足，而有的母乳汁内含的营养成分超过婴儿的需要，其多余的部分便随腹泻而排出体外，所以患"生理性腹泻"的婴儿，尽管从大便中排出一些营养成分，已经吸收的营养成分还是比一般孩子多。

## 怎样正确看待生理性腹泻

如果生理性腹泻是由人工喂养造成的，那么只要注意调整喂养习惯即可；如果生理性腹泻是由母乳原因造成的，解决的根本办法就是换奶，当改吃牛奶或其他乳品后一般都能奏效，药物治疗是不能解决根本问题的。

我们知道，婴儿吃奶的目的，就是获取身体所需的营养物质，维持其机体正常功能和生长发育。排便的意义在于，既保证营养，又能排除消化道内的废物。既然"生理性腹泻"并不影响婴儿的生长发育，所以完全可以不必因为大便次数多而舍弃母乳，改换牛乳或其他乳制品。

"生理性腹泻"患儿也无须药物治疗，因为，治疗腹泻的药物均有抗感染、收敛、助消化等作用，而"生理性腹泻"既不是消化道感染，又不是消化不良，故没有用药的必要，且"是药三分毒"，对婴儿也没有益处。

对"生理性腹泻"婴儿应加强护理，应及时换尿布，用温水清洗臀部及会阴部，并用软膏涂抹，否则就有可能引起臀部皮肤发红，甚至局部感染。此外，对"生理性腹泻"婴儿，应警惕在此基础上发生"病理性腹泻"。如果大便次数突然增加，大便内水分增多，有臭味，就很可能是其他因素加重了腹泻，此时应该寻找原因，去除造成腹泻的新因素，积极给予治疗，直到恢复平时状况为止。

## 小儿腹泻时，水、电解质及酸碱平衡紊乱是如何引起的

小儿生长发育快，体液代谢也较成人快，婴幼儿每日水的出入量约为其细胞外液的 1/2，而成人仅 1/7。这一方面有利于婴幼儿养料的输送和代谢产物的清除，但也有不利的一面。因为体液代谢迅速，故一旦有吐泻而不能进食，体液即迅速减少，同时因小儿体液调节功能不够成熟，极易发生水、电解质及酸碱平衡紊乱。

（1）脱水：由于吐泻丢失体液和摄入量不足，使体液总量尤其是细胞外液量减少，导致不同程度的脱水；由于腹泻时水和电解质两者丢失比例不同，从而引起体液渗透压的变化，即造成等渗、低渗或高渗性脱水。

（2）代谢性酸中毒：临床上婴幼儿以代谢性酸中毒为多见。腹泻时丢失大量碱性物质；进食少和肠吸收不良，摄入热量不足，体内脂肪的氧化增加，酮体生成增多（酮血症）；血容量减少，血液浓缩，组织灌注不良和缺氧，乳酸堆积（乳酸血症）；以及肾血流量不足，肾功能减低，尿量减少，酸性代谢产物潴留等。由于上述原因，绝大多数患儿都有不同程度的酸中毒，而且脱水越重，酸中毒也越重。

（3）低钾血症：人体内含钾量为 30 ~ 50mmol/kg，其中 98% 在细胞内，只有 2% 在细胞外。虽然机体各个部位含钾量悬殊，但血浆钾却稳定在 4.1 ~ 5.1mmol/L 水平。这种生理现象，是靠钠泵来维持的。由于胃肠道分泌液中含钾较多（腹泻时大便的含钾量为 17.9±11.8mmol/L），故呕吐和腹泻可大量失钾；进食少，钾的入量不足，而肾脏保钾的功能却比保留钠差，在机体缺钾时，肾脏仍有一定量的钾继续排出，故腹泻患儿都有不同程度的缺钾，尤其是久泻和营养不良的患儿。钾缺乏的症状与细胞内钾浓度关系不大，但与血清钾的浓度有密切关系，并与血清钾下降的速度有关。在脱水纠正前，钾总量虽然减少，但由于血液浓缩、酸中毒时钾由细胞内向细胞外转移以及尿少而致钾排出量减少等原因，血钾多数正常。而当输入不含钾的溶液时，随着脱水的纠正，血钾被稀释，尿量增加，钾随尿排出；酸中毒被纠正和输入的葡萄糖合成糖原，使钾由细胞外向细胞内转移等原因，反而引起血清钾浓度下降。

（4）低钙和低镁血症：腹泻患儿进食少，吸收不良，且从大便丢失钙、镁，可使钙、镁减少，但一般多不严重。而在营养不良、佝偻病、长期腹泻、碱中毒及未成熟儿则易出现低血钙症。在脱水和酸中毒时，由于脱水使血液浓缩和酸中毒时钙较多地脱离骨骼，血中游离钙比较多，故低血钙症多不发生。而当输液后血钙被稀释，以及酸中毒被纠正后，钙沉着于骨骼，血清钙反见降低，离子钙减少。当血钙降低至175mmol/L以下时，即出现低钙血症。

极少数久泻和营养不良的患儿偶有缺镁症状，常在血清钠、钾都恢复正常以后出现。此外，长期输液、过分利尿或长期胃引流亦可导致缺镁。

## 小儿腹泻为何较易发生脱水、电解质和酸碱平衡紊乱

在临床上不难发现，腹泻时小儿较大人容易发生脱水、电解质和酸碱平衡紊乱，这主要是由小儿生理特点所决定的。

正常人体内，水的出入量与体液保持动态平衡，每日所需水量与热量消耗成正比。由于小儿每日所需水量相对较高，故水的需要量按体重计算亦高于成人。正常小儿每日所需水量约为120ml/100kcal，除出生后数日的新生儿出入水量较少外，年龄愈小，出入水量（体内外水的交换量）相对愈多。婴儿每日的水交换量约等于细胞外液的1/2，而成人仅为1/7，婴儿的水交换率亦比成人快3～4倍，所以小儿，尤其是婴儿对缺水的耐受力比成人差。在病理情况下，如果进水不足，而水分连续丧失，将比成人更易脱水。

水液的交换主要经以下三条途径来完成：

（1）不显性失水：不显性失水量一般比较恒定，由于小儿生长发育快，新陈代谢旺盛，所需热量较大，其不显性失水量也较多，按体重计算约为成人的 2 倍，在一般情况下平均为 42ml/100kcal，其中细胞和皮肤失水分别为 14ml/100kcal 和 28ml/100kcal。

（2）消化道的液体交换：正常人每日分泌大量消化液，为血浆量的 1 ~ 2 倍，或细胞外液量的 2/3，其中绝大部分被再吸收，由粪便排出的仅占少量，其中小儿每日从大便排出的水分约为 8ml/100cal。当患严重腹泻时，水的再吸收障碍，使水和电解质大量丢失，因而引起脱水。小儿年龄愈小，消化道的液体交换（分泌及再吸收）愈快，所以比成人更易于因消化功能障碍造成水和电解质的丧失。

（3）肾脏排尿：正常尿量变化很大，决定于肾脏的溶质负荷和最大稀释及浓缩能力，正常成人可使尿稀释到 50 ~ 100mOsm/L（比重为 1.003）和浓缩到 1400mOsm/L（比重为 1.035），年龄愈小，肾脏的调节功能愈不成熟。新生儿和婴幼儿肾脏浓缩能力很差，只能使尿液浓缩到约 700mOsm/L（比重为 1.020），因此排泄同等量溶质所需水量较成人为多，尿量相对较多。当入水量不足或失水量增加时，则易于超过肾脏浓缩能力的限度，发生代谢产物潴留和高渗性脱水。

代谢产物在体内潴留，可使机体发生中毒症状，称为酸中毒。此外，新生儿期肾脏排泄氯离子、磷酸盐、氢离子和产氨能力差，其血氯和乳酸水平偏高，$HCO_3^-$较低，故较易发生酸中毒。

## 腹泻对婴幼儿有什么危害，预后怎样

婴幼儿体质柔弱，正处在生长发育时期，因此腹泻对婴幼儿的危害很大。

腹泻除影响婴幼儿对食物中营养物质的吸收外，还消耗体内储存的营养物质，损害某些机体组织。这是因为在腹泻过程中，本来应该消化吸收的营养物质不能进入机体，但机体内各器官还需照常进行各项生理功能。如长期慢性腹泻就会造成营养不良，使患儿身体瘦弱，抵抗力降低，容易感染各种疾病。这不仅影响婴幼儿的正常生长发育，还会引起并发症。常见的并发症有：

（1）营养不良及维生素缺乏症：腹泻病程较长，如禁食时间过久或长期热量不足，常可引起营养不良和各种维生素缺乏症。消化不良与营养不良可互为因果，往往造成恶性循环，导致不良后果。维生素 A 缺乏可引起干眼症及角膜软化症；维生素 D 缺乏可引起手足抽搐症。

（2）感染：常见有中耳炎、口角炎、上呼吸道感染、支气管炎、肺炎、疖肿、败血症、泌尿道感染及静脉炎等。各种感染可能成为腹泻的病因，但也有在腹泻之后，由于全身抵抗力降低而继发感染。迁延性腹泻或原有营养不良患儿，容易并发真菌感染，如鹅口疮、真菌性肠炎，甚至引起全身性真菌病。

（3）中毒性肝炎：重型腹泻可能出现黄疸，常见于营养不良及重症败血症患儿，预后不良，故中毒性肝炎是腹泻的严重并发症之一。

（4）其他：如急性肾衰竭、弥散性血管内凝血、感染性休克、中毒性脑病等，如处理不当还可发生急性心力衰竭、高血钾、中毒性肠麻痹、肠出血、肠套叠等，偶可见肠穿孔和腹膜炎。

婴幼儿腹泻的预后与患儿的体质、病因、治疗时机和治疗方法有关。

（1）体质因素：体质衰弱（重症营养不良和佝偻病）的患儿，由于机体代谢调节功能较差，抵抗力低下，容易发生各种并发症，使腹泻迁延不愈，预后较差。新生儿、早产儿病情易于迅速恶化，预后也较差。

（2）病因：耐药性致病性大肠杆菌或其他耐药细菌感染预后较差，继发二重感染者如真菌、金黄色葡萄球菌感染等预后也差。

（3）治疗时机：轻型腹泻若未及时治疗，导致病情严重，迁延日久，预后较差。

（4）治疗不当：未进行调整和适当限制饮食，减少胃肠道负担；未及时控制肠道内外感染以及纠正水与电解质紊乱和加强护理，导致各种并发症发生，影响预后。此外，滥用广谱抗生素，引起菌群失调和二重感染，可加重消化功能紊乱，如不及时停药，迁延不愈者预后差。

## 营养不良婴幼儿为何易患迁延性和慢性腹泻

迁延性和慢性腹泻的消化道功能紊乱与营养不良有密切关系。营养不良患儿由于胃肠道形态和功能改变，对营养物质的吸收发生障碍，容易引起腹泻；而腹泻患儿由于肠蠕动亢进和食物消化功能受影响，水和营养物质的吸收受影响，容易出现营养不良。营养不良和腹泻两者互为因果，往往造成恶性循环，终致腹泻迁延不愈。

急性感染性腹泻多为一过性的，当感染已经控制而腹泻仍迁延不愈时，胃肠道功能紊乱转变为主要原因。关于严重营养不良引起的胃肠功能紊乱可从以下几个方面加以分析：

（1）胃肠道形态和功能改变：患严重营养不良时，全身脏器都会发生形态和功能的改变，在消化道可见胃黏膜萎缩、胃液酸度降低，这种改变可使胃杀菌及屏障作用明显降低，有利于胃液和十二指肠液中的细菌和酵母菌大量繁殖。十二指肠、空肠黏膜变薄，刷状缘变浅，上皮细胞由柱状变为立方形，营养不良伴有腹泻者，这种改变不易恢复。胰腺分泌的酶活力低于正常，如脂肪酶、胰蛋白酶、糜蛋白酶和淀粉酶均有减少。此外可引起严重的肝脂肪浸润及肝脏肿大。

（2）营养物质吸收障碍：营养不良容易合并小肠吸收不良症。因胃肠道黏膜萎缩，可导致各种双糖酶减少和双糖酶缺乏症而引起腹泻。

（3）小肠内细菌异常繁殖对胆酸的影响：严重营养不良的患儿，十二指肠中有厌氧菌和酵母菌的过度繁殖。腹泻时，小肠上段所有细菌都显著增多，并由于大量细菌对胆酸的脱结合作用而使游离胆酸的浓度大为增高。高浓度游离胆酸有损害小肠细胞的作用，以致营养不良和腹泻患儿易于发生肠道细胞形态与功能的紊乱。

（4）机体免疫和防御功能降低：严重营养不良削弱了机体免疫和防御功能，在胃肠道可见胃、小肠黏膜萎缩、胃酸过低等，使消化道的屏障功能降低，而容易引起腹泻；分泌型 IgA 降低，局部免疫功能减弱，使胃肠道容易发生感染，是造成慢性腹泻的另一原因。

总之，营养不良患儿由于消化道黏膜萎缩、消化酶活力降低、小肠细菌过度繁殖、游离胆酸比例增高以及机体防御功能降低等因素可以导致腹泻反复发作。所以，营养不良的婴幼儿易患迁延性和慢性腹泻。

此外，某些慢性炎症性肠道疾病，如特发性溃疡性结肠炎和肉芽肿性小肠结肠炎、胰腺囊性纤维性变及粥样泻等均可发生慢性腹泻；近年来发现特异性消化吸收缺陷，如先天性双糖酶缺乏，不能水解饮食中的糖，促使糖聚积于肠内并形成有机酸，导致高渗性腹泻，表现为慢性腹泻；急性感染性腹泻多为一过性，但如果宿主不能产生正常免疫反应，反复接触感染病原，或因严重肠道感染损伤了肠黏膜，则急性腹泻可转变为慢性腹泻。

# 中医对小儿泄泻病因病机怎样认识

泄泻是以大便次数增多，粪便稀薄如水样，或伴不消化食物，或夹有黏液为主证，是小儿最常见的疾病之一，尤以2岁以下的婴幼儿更为多见，年龄愈小，发病率愈高。本病虽四时均可发生，但以夏秋季节较多，南方冬季亦可发生，且往往引起流行。

中医学认为，脾胃为后天之本，主运化水谷和输布精微，为气血生化之源。小儿运化功能尚未健全，而生长发育所需水谷精气却较成人更为迫切，故易为饮食所伤；加之小儿对疾病的抵抗力较差，寒暖不能自调，乳食不知自节，一旦调护失宜，则外易为六淫所侵，内易为饮食所伤，故以脾胃病症较为多见。《育婴家秘》所说的小儿"脾常不足"，即是古代医家对小儿所以多见脾胃疾病这一生理、病理特点的概括。

引起小儿泄泻的原因主要有下列4种：

（1）感受外邪：中医学认为，感受外邪及气候变化与泄泻的发生有密切关系，如"春伤于风，夏生飧泄"、"夏伤暑，秋伤湿"，明确指出了感受外邪以及温度、湿度变化与疾病的关系。小儿脏腑娇嫩，藩篱不密，易为外邪所侵，且因脾胃薄弱，不耐受邪，若脾受邪困，运化失职，升降失调，水谷不分，合污而下，则为泄泻。外感风寒暑湿均可致病，盖脾喜燥而恶湿，湿易伤脾，所以有"湿多成五泄"之说。故泄泻虽有多种不同因素，但未有不源于湿者。

夏秋季节，暑气当令，气候炎热，雨水较多，湿热交蒸，小儿更易感触而发病。暑热之邪，伤人最速，易耗津气，故每致热迫大肠，骤成暴泻；湿胜而濡泻，故夏秋季节之泄泻，多见者为湿热泻。

（2）内伤饮食：乳食不节是小儿泄泻的重要原因之一，正如《医宗金鉴·儿科积门》谓"小儿养生食与乳，撙节失宜食积成，停乳伤食宜分析，因证调治保安宁"。

由于调护失宜，乳哺不当，饮食失节，或过食生冷瓜果或不消化食物，皆能损伤脾胃，脾伤则运化功能失职，胃伤则不能消磨水谷，宿食内停，清浊不分，并走大肠，因成泄泻。

（3）脾胃虚弱：先天禀赋不足，后天调护失宜，或久病迁延不愈，皆可致脾胃虚弱。脾虚则运化失司，胃弱则不能腐熟水谷，因而水反为湿，谷反为滞，清阳不升，易致合污而下，成为脾虚泄泻。

（4）脾肾阳虚：脾以阳为运，肾寄命门真火。若小儿禀赋不足，或久病、久泻，均可伤损脾肾之阳。命门火衰，水不暖土，阴寒内盛，水谷不化，并走大肠，而致澄澈清冷、洞泄不禁。盖肾为胃关，开窍于二阴，职司二便，如肾中阳气不足，则阴寒独盛，故令洞泄不止。

此外，脾虚久泻尚可引起肝气犯脾，出现烦躁易怒、哭而便泄等肝气横逆、脾失健运的证候；如久泻不止，脾土受伤，肝木无制，往往可因脾虚肝旺而出现慢惊风证；脾虚肺弱，肺易受邪则可出现面色苍白、咳嗽及便溏等证候。

暴泻伤阴，久泻伤阳，由于小儿具有"稚阴稚阳"的生理特点和"易虚易热"的病理特点，如治疗不当或不及时，导致气液亏损，常呈现"伤阳""伤阴"或"阴阳俱伤"的变证。

第 2 章

# 发病信号

## 疾病总会露马脚，练就慧眼早明了

## 渗出性腹泻常见于哪些疾病，其粪便特点怎样

渗出性腹泻，是由炎症所引起的腹泻，可分为感染性和非感染性两类。

感染性炎症中，常见的是肠道局部感染，如细菌性痢疾、阿米巴痢疾、病毒性肠炎等；全身性感染累及肠道引起渗出过多导致腹泻者，如：伤寒、沙门菌感染、败血症、血吸虫病等。

非感染性炎症中，如原因未明的非特异性溃疡性结肠炎、克罗恩病、变态反应性的嗜酸粒细胞性胃肠炎以及结肠憩室炎等肠道的其他炎症性疾病，也可因渗出增多而引起腹泻。胃肠道肿瘤如结肠癌、直肠癌，由于黏膜受累尤其伴有肠炎时，也常引起腹泻。

渗出性腹泻的粪便特点为：粪便含有渗出液和血，结肠尤其是左半结肠的病变常可引起肉眼脓性便，如存在糜烂或溃疡则往往伴有血液；病变部位如在小肠，渗出液和血与粪便均匀地混合，其中的细胞易被破坏，因此，除非大量渗出或出血，或肠蠕动过快，一般肉眼看不到脓血便，须借助显微镜检查才可发现。

## 分泌性腹泻是怎么回事，有什么临床特点

分泌性腹泻是指因胃肠道分泌过多的水分与电解质而致的腹泻。

分泌性腹泻的发生机制涉及多种因素，其中环磷酸腺苷（cAMP）占有重要地位，肠黏膜细胞中的 cAMP 在分泌电解质和水分中起诱导作用，cAMP 又需经细胞内腺苷酸环化酶催化才能起作用。霍乱弧菌分泌的肠毒素（一种外毒素）能迅速与空肠上皮细胞结合，刺激腺苷酸环化酶，使细胞内 cAMP 含量增加，加速水、电解质分泌到肠腔内的过程，而当小肠分泌液超过其吸收能力时，则出现腹泻。

霍乱引起的腹泻为单纯分泌性腹泻的一个典型例子。

致病性大肠杆菌分泌的另一种毒素，也能引起霍乱样水泻，其发病机制可能与霍乱弧菌的致泻机制相似。

进食被细菌如葡萄球菌等污染的食物而引起的腹泻，也可能属于这种腹泻。

血管活性肠肽瘤（VIP 瘤）引起的腹泻是一种非感染性的分泌性腹泻，肿瘤释出的 VIP 能激活肠黏膜的腺苷酸环化酶，刺激小肠分泌，故而出现霍乱样的严重水泻，常伴有严重低血钾和代谢性酸中毒，亦称为胰性霍乱。

胃泌素瘤能分泌大量胃泌素，后者刺激肠黏膜的壁细胞分泌大

量胃酸,胃酸进入小肠后,加快肠蠕动,引起水泻,亦属分泌性腹泻。

分泌性腹泻的临床特点为:

(1)排出大量水样粪便,每天可达数升。

(2)粪便中含大量电解质,且其渗透压与血浆渗透压基本相同。

(3)粪便中不含脓血。

(4)禁食后腹泻仍不停止。

(5)一般无腹痛。

(6)肠黏膜组织学检查基本正常。

## 渗透性腹泻的成因及特点

渗透性腹泻的发生,是由于肠腔内含有大量不被吸收的溶质(非电解质),肠腔内有效渗透压过高,阻碍肠壁对水和电解质的吸收所致。

引起此类腹泻的原因,除了高渗性药物如硫酸镁外,大多由于对食物的消化和分解不完全所引起。食物中的脂肪、蛋白质及糖类在肠道中必须经过消化过程,尤其是酶的催化作用,变成简单的成分后,才能被肠黏膜吸收。当存在先天性酶缺乏(如先天性乳糖不耐受症)、胰液分泌不足以及胆汁分泌减少或排出受阻时,不完全消化的食物及未经消化的脂肪、蛋白质及糖类留在肠腔内成为不能吸收的溶质，由于他们本身的渗透效应阻碍了肠壁对水和电解质的重吸收，为维持肠腔内的渗透压与黏膜细胞内渗透压之间的渗透压梯度，黏膜细胞分泌大量水分并从血浆中吸取水分进入肠腔，大量肠内容物促进肠的运动，于是导致腹泻。

渗透性腹泻的特点是：

①禁食后腹泻停止；②肠腔内的渗透压超过血浆渗透压；③大便中含有大量未完全消化或分解的食物成分；④粪中电解质含量不高。

## 大便带血主要应考虑哪几种疾病

大便带血，是下消化道，特别是结肠、直肠和肛门部出血的一个特殊症状，提示肠道有器质性病变，必须十分重视，及时明确诊断，抓紧治疗。大便带血时应考虑下列疾病：

（1）肛门疾病

①血色鲜红无疼痛者，多见于内痔，Ⅰ期痔核以便血为特征，常因大便擦破痔核而出血，所下之血，或点滴不已，或一线如箭，或仅在手纸上带血；Ⅱ期痔核便血不多或不出血，常脱出肛门之外。

②肛裂的便血多伴有肛门疼痛及典型的便后周期性疼痛。

③肛管癌主要表现为便血及疼痛，疼痛于排便前加剧。

（2）直肠疾病

①直肠息肉的主要症状是便血，呈间歇性，色鲜红，一般量不多，这种病常见于儿童。

②直肠癌的主要表现为大便次数增多，粪便变细，带黏液及血，伴里急后重或排便不尽感，便血早期呈鲜红色，或暗红色，量不多，晚期大便中常有恶臭黏液，体重减轻，应高度重视。

③放射性直肠炎也可大便带血，但应有放射治疗史。

（3）结肠疾病

①结肠息肉：幼年性结肠息肉病，平均发病年龄是6岁，无家族史，主要表现是大便带血，常伴有营养不良、贫血、低蛋白血症和生长迟缓，且常伴有先天性畸形，如肠旋转不良、脐疝和脑水肿等；家族性幼年性结肠息肉病：有家族史，症状以大便带血、直肠脱垂和生长迟缓为常见特征；Cronknite–Canda综合征（CCS）：为错构瘤息肉综合征，至成人发病，大便带血，多有腹泻，排便量大，并可含有脂肪，兼见腹痛、厌食、乏力、呕吐、性欲和味觉减退。几乎总有指（趾）甲的改变、脱发及色素沉着。

②结肠癌：常见于左半结肠癌，患者多有顽固性便秘，也可间见大便次数增多，癌肿破溃时，可使粪块外面染有鲜血或黏液，甚

至排出脓液。

③慢性非特异性溃疡性结肠炎与细菌性痢疾：二者都可见便血，且多与黏液或脓液同时排出，伴有腹痛。

④阿米巴痢疾：以便血为主要症状，其大便呈酱红色，黏液多，且有恶臭味。

⑤出血性大肠杆菌肠炎：表现为急性起病，伴发热，腹泻，可有进食腐败肉食病史，常以食物中毒形式起病。

此外，1岁以内小儿应注意肠套叠。一些全身性疾病如白血病、再生障碍性贫血、血友病等也可有便血的症状。

## 婴幼儿腹泻有什么表现

（1）婴幼儿由侵袭性细菌以外的病因引起的腹泻（包括非感染性和感染性腹泻），一般按病情的轻重可分为：轻型（单纯性腹泻）、中等型和重型（中毒性腹泻）三类。

①轻型腹泻：多为饮食因素或肠道外感染所致，或由肠道内病毒或非侵袭性细菌引起。主要是胃肠道症状，其每日大便次数多在10次以下，少数病例可达十几次，每次大便量不多，稀薄或带水，呈黄色，有酸味，常见白色或黄白色奶瓣（皂块）和泡沫，可混有

少量黏液。一般无发热或发热不高，伴食欲不振，偶有溢乳或呕吐，无明显的全身症状，精神尚好，无脱水症状，多在数日内痊愈，大便镜检可见大量脂肪球。

②中等型腹泻：多由肠道内感染所致，常为急性起病，也可由轻型腹泻逐渐加重转变而来。除有较重的胃肠道症状外，还有脱水、电解质紊乱及全身中毒症状，但程度较轻。

③重型腹泻：临床症状复杂，主要表现如下：

全身症状：全身一般情况较差，大多数有发热，体温可增至39℃～40℃，少数可高达41℃以上，小儿表现为烦躁不安、精神萎靡、意识朦胧，甚至昏迷，随着全身症状加剧，可引起神经系统、心、肝、肾等功能失调。

消化道症状：食欲低下，常有呕吐，严重者可吐出咖啡样液体，腹泻频繁，每日大便十几次到几十次，粪便呈水样或蛋花汤样，向外溅射，外观为黄绿色、黄色或微黄色，水量多而粪质少。大便镜检可见脂肪球和少量白细胞。

水、电解质和酸碱平衡紊乱症状：脱水：由于吐泻丢失体液和摄入量不足，使体液总量（尤其是细胞外液量）减少，导致不同程度的脱水。脱水的一般症状是体重减轻，口渴不安，皮肤苍白、干燥、弹性减低，前囟及眼窝凹陷，黏膜干燥，心音低钝，唾液及眼泪减少，尿量减少。重者可导致循环障碍与休克。按脱水程度可分为轻、中、重三度。若失水不及体重的 5%～6%，临床常不出现症状。由于腹泻时水和电解质两者丧失的比例不同，从而引起体液渗透压的变化，可造成等渗、低渗或高渗性脱水。电解质紊乱：常见为低血钾症状。主要表现为精神萎靡、肌张力减低、腹胀、肠蠕动减弱以至消失、心音低钝、肌腱反射迟钝或消失。严重的可出现昏迷、肠麻痹、心率减慢、心律不齐甚至呼吸变浅变慢，如不及时治疗，可危及生命。本症常出现在补液、利尿之后，尤其多见于原有营养不良的患儿。酸中毒：脱水患儿多合并有不同程度的酸中毒，主要表现为呼吸深长，精神萎靡，重者可呈现昏迷。小婴儿因呼吸代偿功能不足，可无呼吸深长的表现，或出现较晚。酸中毒时，血中二氧化碳结合力偏低，较重的低渗性脱水患儿，酸中毒大多较为严重。

（2）侵袭性细菌性肠炎：临床症状与细菌性痢疾相似，主要表现为恶心、呕吐、腹痛、频繁腹泻及排黏液脓血便，镜检有大量白细胞和数量不等的红细胞，常有吞噬细胞。可出现发热等全身中毒症状，严重者可发生休克。

# 婴幼儿轻型腹泻与重型腹泻表现有什么不同

婴幼儿轻型腹泻与重型腹泻的主要不同点如下：

轻型：多为1岁以内婴幼儿，超过2岁以上者极少见，大便次数增多，每天大便数次，或多至十余次，量不多，大便稀薄或带水，呈黄色或黄绿色，有酸味，常见白色或黄白色奶瓣或泡沫，可混有少量黏液，伴食欲不振，偶有溢乳或呕吐，无明显的全身症状，精神尚好，体温大多正常，偶有低热，无明显脱水、酸中毒及电解质紊乱，镜检可见大量脂肪球。

重型：多为1岁以内婴幼儿，其次为1～2岁，超过2岁者罕见。腹泻频繁，每日十余次至数十次，大便呈黄绿色、黄色或微黄色，每次大便量多而粪质少，呈蛋花汤样或水样，可有少量黏液，伴食欲低下，常有呕吐，严重者可吐出咖啡样液体。有明显的全身中毒症状，如烦躁不安、精神萎靡或意识朦胧，甚至昏迷、高热或体温不升，有明显的脱水现象及不同程度的酸中毒与电解质紊乱。大便检查镜检可见脂肪球及少量白细胞。

第 3 章

# 诊断须知

**确诊病症下对药，必要检查不可少**

# 判断胃源性腹泻应做什么化验，意义何在

若怀疑为胃原性腹泻，应进行胃液分析，以了解胃酸的分泌情况。

胃液分析主要包括三方面内容，即一般性状检查、化学检查和显微镜检查，其中化学检查尤其是酸度检查更为重要。

晨起空腹时插入胃管，抽出全部空腹胃液，然后经胃管注入试验餐，此后每隔 15 分钟抽取胃液 10ml，注入编好序号的试管内，从抽空腹胃液至标本采集完毕，共 2 个小时。

（1）一般性状检查

①量：正常空腹胃液量为 10 ~ 100ml。胃液分泌过多，见于十二指肠溃疡、胃泌素瘤或排空困难时（如幽门梗阻）；胃液分泌过少，见于胃蠕动亢进。

②色：正常胃液无色，如含有相当量的唾液及黏液时，则呈稍混浊的灰白色；有胆汁反流时，呈黄色或草绿色；如为咖啡色，则表示血液在胃内潴留时间较长，见于胃溃疡和十二指肠溃疡合并出血。

③气味：正常胃液有轻度酸味，无特殊臭味。胃液潴留时有腐败气味，晚期胃癌时有恶臭味。

④食物残渣：正常空腹胃液中应无食物残渣，幽门梗阻时可见隔宿的食物残渣。

（2）化学检查

①游离酸和总酸度检查：游离酸即盐酸；结合酸指与蛋白质疏松结合的盐酸；总酸则包括游离酸、结合酸和来自食物或细菌代谢产生的有机酸，如乳酸、醋酸和酸式磷酸盐。

正常空腹胃液游离酸含量约为 10～30u，总酸度约为 10～50u；注入试验餐后 1 小时，胃液游离酸可上升至 25～50u，胃液总酸度为 50～100u；如注射组织胺约 20 分钟后，游离酸可达最高峰，总酸度可达 150u。十二指肠溃疡患者的胃液酸度可明显增高，胃溃疡患者亦可轻度增高或正常；萎缩性胃炎、胃癌患者的胃液酸度则明显降低或缺乏。恶性贫血患者经组织胺刺激后仍无游离酸分泌，称为真性胃酸缺乏症。

②乳酸定性检查：正常胃液内有少量乳酸，因受强酸抑制，一般定性检查为阴性。当胃酸缺乏或有食物潴留时，因潴留食物经细菌分解后产生较多乳酸，定性试验可呈阳性。胃癌患者除胃酸缺乏及潴留食物发酵外，癌组织在代谢过程中可分解葡萄糖为乳酸，故乳酸检查常呈强阳性反应。

（3）显微镜检查：由于内镜检查的广泛应用，胃液的显微镜检查已很少进行。为协助诊断胃癌，有时可采用胃灌洗液沉淀法查找癌细胞。

## 怎样诊断胰源性慢性腹泻

胰原性腹泻是指由于胰腺外分泌不足或缺乏，而引起小肠消化和吸收不良所致的腹泻，大便特点常表现为脂肪泻，临床多见于慢性胰腺炎与胰腺癌的晚期。

胰性脂肪泻的诊断须符合下列中的一项或多项：

（1）患者有脂肪泻与肉质泻，胰腺消化功能试验证明对脂肪、肌肉与淀粉的消化均有障碍。

（2）十二指肠引流液中缺乏胰淀粉酶、胰蛋白酶与胰脂肪酶。

（3）分泌素兴奋试验时，胰腺无消化酶分泌或缺乏正常的分泌。

（4）$^{131}$ 碘 – 油酸试验正常，而 $^{131}$ 碘 – 甘油酸酯试验粪便放射性排量增加（正常为 0% ~ 4%）；

（5）给予胰酶替代治疗，能改善蛋白质与脂肪的消化与吸收不良。

慢性胰腺炎时，脂肪平衡试验，粪便中脂肪含量增加，故须与"原发性"吸收不良综合征鉴别。一般而言，前者粪便中以中性脂肪为主，且有肉质泻（肌纤维中仍有完整不变的横纹），而后者粪便中的脂肪成分以脂肪酸与结合脂肪酸为主。如饮食适当，慢性胰腺炎患者的血清胡萝卜素常高于 79μg%，小肠 X 线钡餐造影常为正常，糖耐量试验常呈糖尿病型曲线，淀粉耐量试验异常等，也与"原发性"

吸收不良综合征有别。

慢性胰腺炎有时须与胰腺癌鉴别，反复的急性胰腺炎发作病史有助于鉴别时参考，而胰腺癌只能是进行性恶化的过程。

## 怎样根据腹泻一症推测疾病

腹泻一症，若结合患者病史、症状、体征等方面表现，可以有助于进一步推测腹泻的病因。

（1）从年龄来分析：儿童腹泻多为轮状病毒感染、双糖酯酶缺乏症、先天性氯泻、肠系膜淋巴结核和胰腺纤维囊性变；青壮年腹泻多为功能性腹泻与溃疡性肠结核；中年或老年腹泻常为结肠癌。

（2）从性别分析：甲状腺功能亢进症引起的功能性腹泻多见于女性，而结肠憩室与结肠癌多见于男性。

（3）从籍贯和职业分析：居住于长江中下游一带的农民与渔民，频繁与疫水接触，腹泻时应考虑有血吸虫感染的可能。

（4）从起病与病程分析：起病急、病程短而腹泻次数频繁者，应考虑各种原因引起的腹泻，如轮状病毒感染、沙门菌感染、细菌性痢疾、副溶血弧菌感染、葡萄球菌肠毒素性食物中毒、阿米巴病、肠变态反应性疾病以及药物作用和化学中毒等。若病史超过 2 年者，则结肠癌引起的可能性就较小；若病史达数年至数十年之久，常见于功能性腹泻、血吸虫病、溃疡性结肠炎及克罗恩病；若腹泻呈间歇性发作，常见于功能性腹泻、吸收不良综合征及结肠憩室炎等。

（5）从胃肠道症状分析：从患者所呈现的胃肠症状，尤其是腹泻情况，可以推测病变部位在小肠或结肠。如患者便意频繁，有里急后重感，每次排便量少，有时甚至只排出一些气体或少量黏液而无粪质，粪便色较深，稀烂，黏冻样，含或不含肉眼可见的血液，臭气不重，伴下腹或左下腹持续性疼痛，腹痛于便后可稍缓解，这种腹泻病变位于直肠和（或）乙状结肠。

若腹泻时无里急后重症状，粪便色淡、量多、水样、多泡沫或油腻状、恶臭，无肉眼可见的血和脓，但含有不消化食物残渣，伴脐周围或局限于右下腹部间歇性绞痛，肠鸣音亢进，这种腹泻病变位于小肠。

若 24 小时排便次数在 10 次以上，甚至达数十次的急性腹泻，常见于急性感染引起的分泌性腹泻，如霍乱和渗出性腹泻如细菌性痢疾。而每天排便几次的慢性腹泻可见于许多疾病，如慢性细菌性痢疾、慢性阿米巴肠病、血吸虫病、溃疡性结肠炎、直肠癌与结肠癌以及肠道激惹综合征等。

若腹泻与便秘交替发生，可见于溃疡性肠结核、结肠癌、不完全性肠梗阻、结肠憩室炎、便秘而有服泻药的习惯者和肠道激惹综合征，后者在便秘时，大便如"牛粪"样，带黏液而无脓血。

若腹泻与进餐有关，禁食后可止泻，这种腹泻常见于肠内容物渗透压升高、黏膜通透性异常和肠蠕动加速。

若在清晨或餐后发生腹泻，常见于肠道激惹综合征；若夜间腹泻，使患者从睡梦中惊醒，常提示由器质性疾病引起。

（6）从全身症状分析：若腹泻伴有发热者，应首先考虑引起肠道感染的各种原因，也应除外溃疡性结肠炎、克罗恩病及晚期肠道癌肿。若患者显著消瘦或营养不良，常见于小肠性腹泻，如胰原性腹泻、胃肠道有短路形成或其他吸收缺陷病变等，而少见于结肠性腹泻，但结肠癌可出现恶病质，应属例外。若腹泻伴有失眠、健忘、注意力不集中等，且症状常随情绪转移而可用暗示暂时缓解，这种腹泻常见于肠道激惹综合征。

（7）从腹部体征分析：慢性腹泻患者，如腹部可触及包块，常提示肿瘤或炎症性疾病。若包块位于左下腹，应怀疑左半结肠癌、乙状结肠憩室炎或癌肿造成肠腔狭窄引起的粪块壅积。若包块位于右下腹，应怀疑右半结肠癌、阿米巴或血吸虫病性肉芽肿、肠结核、克罗恩病与肠放线菌病。结肠炎与结肠周围炎形成的包块较癌肿软，且压痛明显。结肠痉挛时可触及肠段时现时消，并不经常存在，可与器质性病变造成的包块相鉴别。若腹部压痛明显，可见于克罗恩病、结肠憩室炎及盆腔或阑尾脓肿。若腹部膨隆并伴有肠鸣音亢进，常提示存在肠梗阻。

（8）直肠指诊分析：直肠指诊简便易行，可以发现肛周有无病变以及直肠有无狭窄、癌肿或粪石，故直肠指诊对于直肠癌引起腹泻的患者，具有直接诊断的重要价值。当手指触及坚硬而不能移动的结节状肿块，指套染有血迹，常提示为直肠癌。

## 🔘 大便怎样才算正常，粪检目的，标本如何采取

（1）从大便的量来说，正常成人在一般饮食条件下，大多每日排便一次，其量为 $100 \sim 300g$，可随食物种类、数量及消化器官的功能状态而不同。以摄取细粮及肉食为主者，粪便细腻而量少，进食粗粮特别是进食多量蔬菜后，因含粗纤维质多而粪便量增大。若胃肠、胰腺有炎症或功能紊乱时，因分泌、渗出及消化吸收不良而使粪便量增多。

（2）从颜色与性状来说，正常成人粪便为黄褐色、圆柱状软便，婴儿粪便则呈浅黄色或金黄色。

（3）从气味来说，正常粪便因含吲哚及粪臭等而有臭味，肉食为主者味重，素食为主者味轻，患慢性肠炎、胰腺疾病，特别是直肠癌溃烂继发感染时多有恶臭。

正常粪便由已经消化的和消化不全的食物残渣、消化道分泌物、大量细菌和水分组成，粪便检查是发现消化系统疾病的重要方法，其主要目的在于：

（1）了解粪便中有无炎性产物、血液、寄生虫卵或虫体等病理成分。

（2）根据粪便的性状和组成，判断胃肠、胰腺和肝胆的功能状态。

（3）用粪便隐血检查作为消化道恶性肿瘤诊断的筛选试验。

（4）涂片并做革兰染色或培养，检查粪便中有无致病菌或菌群失调以防治肠道感染。

粪便标本的采取，务求新鲜且不可混入尿液，应取粪便黏液或脓血部分。如无异常所见，则可自粪便表面不同部位、粪便深处及粪端取材。

一般检查，取手指头肚大粪便一块，置于清洁不吸水的纸盒内即可；如孵化血吸虫毛蚴，最好留全份粪便，或留鸡蛋大粪便一块；如检查溶组织阿米巴滋养体，应于排便后从脓血性或稀软部分取材，注意保温并立即送检；如作细菌培养，应将粪便采集于无菌的粪便培养管内送检；检查蛲虫卵时，需用透明薄膜拭子于清晨排便前自肛门周围皱襞处拭取。如无粪便，又必须检查时，可经肛门指诊或用采便管获取粪便。灌肠后所得的粪便常因过稀及混有油滴而不适于作检查材料。

## 粪便性状的检验对腹泻的诊断有什么意义

粪便性状的检验可提供有益的诊断线索。

一般而言，粪便量多，呈稀薄样，多提示小肠腹泻；如大便为淘米水样，多见于霍乱与副霍乱、肠毒素性大肠杆菌腹泻以及急性砷（砒霜）中毒；洗肉水样或血水样大便见于副溶血弧菌感染、嗜盐菌感染或急性坏死性肠炎；大便呈黄绿色水样，内含蛋清样或黏膜样物质，应首先考虑金黄色葡萄球菌性肠炎及假膜性肠炎；大便为绿豆汤样，见于沙门菌感染；大便为蛋花样，多见于小儿腹泻；粪便中有黄白色乳凝块，提示脂肪或酪蛋白消化不完全，常见于消化不良；大便呈蛋清样，见于白色念珠菌性肠道感染；大便呈泡沫油光样，矢气多而恶臭，见于脂肪消化吸收不良，多为胰腺疾病或小肠吸收不良综合征所引起；粪便含脓血，可称为痢疾样粪便，提示结肠有溃疡或糜烂性病变，见于细菌性痢疾、阿米巴肠病、血吸虫病、结肠癌、溃疡性结肠炎、结肠憩室炎及放射性直肠乙状结肠炎；正常粪便中不见或偶见淀粉颗粒，碘染色可呈蓝色或棕红色，见于糖类消化不良或结肠息肉伴有炎症等；暗红色或果酱样粪便常见于阿米巴肠病；冻状便，见于过敏性结肠炎患者或某些慢性菌痢患者；肠道激惹综合征伴有分泌功能亢进，常排出大量黏液，甚至呈肠管型，内无血液，镜检也无红白细胞发现，可资鉴别。

## 粪便镜检对腹泻的诊断有什么意义

粪便镜检时，加生理盐水一滴于载玻片上，用木签挑取粪便（脓血部分）少许与生理盐水混合，涂匀，厚度应适中，查阿米巴包囊时，可加做碘液法，涂片后，覆以盖片镜检。先用低倍镜将全片检视一遍，注意有无虫卵等"大型"物体，再用高倍镜仔细观察有无各种细胞、阿米巴包囊及滋养体等。注意，下面各种物体的种类和数量，对腹泻的诊断具有重要意义。

（1）细胞

①红细胞。正常粪便中无红细胞，肠道下段炎症（如痢疾、溃疡性结肠炎、结肠癌等）或出血时可见。在阿米巴痢疾患者粪便中红细胞远多于白细胞，成堆存在，并有残碎现象；在细菌性痢疾患

者粪便中红细胞少于白细胞，分散存在，形态正常。

②细菌性痢疾时，可见大量与黏液相混的脓细胞；过敏性肠炎、肠道寄生虫病（尤其是钩虫病及阿米巴痢疾）时，粪便中可见较多的嗜酸性粒细胞，还可伴有夏克－雷登结晶。

③巨噬细胞。巨噬细胞体积大于一般白细胞，核较大而偏于一侧，见于细菌性痢疾。

④肠黏膜上皮细胞。整个小肠、大肠的黏膜上皮细胞均为柱状上皮，只有直肠齿状线处由复层立方上皮及未角化的复层鳞状上皮所被覆。生理情况下，少量脱落的柱状上皮细胞多已破坏，故正常粪便中见不到。当有炎症时可增多，且呈卵圆形，或短柱状，两端钝圆，常夹杂于白细胞之间，在伪膜性肠炎的黏膜小块中多见，此外，黏冻性分泌物中亦大量存在。

⑤肿瘤细胞。取乙状结肠癌、直肠癌患者的血性粪便，及时涂片染色，可能找到成堆的癌细胞。

（2）寄生虫。镜检找到各种寄生虫卵、原虫滋养体及其包囊，是诊断寄生虫引起腹泻的主要依据。

（3）食物残渣。正常粪便中的食物残渣均系充分消化后的无定形细小颗粒，仅可偶见淀粉颗粒和脂肪小滴等。

①淀粉颗粒。为大小不等的卵圆形颗粒。

②脂肪小滴。正常粪便中偶见中性脂肪及结合脂肪酸，在肠蠕动亢进腹泻及胰腺外分泌功能减退时可见增多，尤其多见于慢性胰腺炎、胰头癌时所引起的消化不良性腹泻。

③肌肉纤维。日常食用的肉类主要是动物的横纹肌，经蛋白酶消化分解后多消失，大量肉食后可见少许。多量出现时见于肠蠕动亢进腹泻及蛋白质消化不良，亦可见于胰腺外分泌功能减退。

④植物细胞及植物纤维。其形态多样，正常粪便中仅可见少量，肠蠕动亢进腹泻时增多。

## 为何要重视对腹泻患者进行寄生虫检查

随着世界性旅游业的不断发展，各种寄生虫病的感染率有所增高。由于交通发达，以往认为只见于某些地区的寄生虫病，现在却可在世界各地出现。由于艾滋病以及其他处于继发性免疫抑制状态的患者中寄生虫的感染率明显增高，近年来日益重视粪便寄生虫检查，寄生虫引起的腹泻也越来越受到重视。

为了提高虫卵的检出率，需采用各种集卵法，且检查原虫的粪便标本宜加防腐剂。为便于形态观察，宜加用染色剂，其中以"三色"染色最为常用。粪便中常见的原虫包囊及滋养体为溶组织阿米巴、梨形鞭毛虫的滋养体及包囊，粪便中常见的寄生虫卵为血吸虫卵、姜片虫卵、绦虫卵、蛔虫卵、鞭虫卵、钩虫卵及线虫卵。

# 诊断上段小肠吸收不良致泻的化验

诊断上段小肠吸收不良导致腹泻的试验主要有如下三种：

（1）右旋木糖吸收试验：右旋木糖口服后在空肠段吸收，不在体内代谢而主要经肾脏排泄，在肾功能正常时，右旋木糖试验最能反映空肠的吸收功能。其方法为：空腹口服右旋木糖 25g（溶于 250ml 水中），再饮水 250ml，以促进排尿。正常时，服药后 5 小时内尿中可排出右旋木糖量为 4.5 ~ 5g，如排出量为 3 ~ 4.5g 则为可疑不正常，小于 3g 者可肯定为小肠吸收不良；或口服 2 小时后，测其血浓度，正常时大于 20mg/dl。肾功能不全时，尿中排出右旋木糖减少而呈假阴性，但血浓度正常。肠道有大量细菌繁殖、胃滞留以及腹水患者，木糖经肾排泄也可减少而影响试验结果。由于摄入右旋木糖 25g 后，少数患者有上腹不适、呕吐或腹泻等不良反应，故有人改用口服右旋木糖 5g 法，正常人 5 小时尿内排出量应大于 1.0 ~ 1.2g，如小于 0.7g 则为空肠吸收功能不良。其诊断价值与口服 25g 法相似，但不良反应减少。

（2）维生素 $B_{12}$ 吸收试验：应用放射性钴标记维生素 $B_{12}$，可测定回肠的吸收功能，方法为：先肌内注射维生素 $B_1$ 21mg，使体内库存饱和，然后口服 $^{60}$ 钴或 $^{57}$ 钴标记的维生素 $B_1$ 22μg，测定 48 小时内尿中放射性含量，正常者应大于 8% ~ 10%，在回肠吸收功能不良或切除后，肠内细菌过度繁殖（如盲襻综合征）时，尿内排出量均低于正常。

## 判定脂肪泻的试验

判定脂肪泻的试验有：

（1）粪脂定量测定和脂肪吸收试验：一般采用 VandeKamer 测定法，正常人每日摄入脂肪 50 ~ 100g 时，粪脂量均小于 5g/d，脂肪吸收率大于 95%。脂肪吸收率计算方法为：

脂肪吸收率 =（摄入脂肪量 - 粪脂量）/ 摄入脂肪量 ×100%

试验方法：连续进食标准试餐（含脂量 60 ~ 100g/d）3 天，同时测定其粪脂量 3 天，取其平均值。如粪脂定量大于 6g/d，或脂肪吸收率小于 95%，即可认为有脂肪吸收不良。

粪脂定量试验方法简便，绝大多数的脂肪泻患者可据此作出诊断。但不够灵敏，在轻症或脂肪摄入量小于 60g/d 者，粪脂量不一定增高。此外，脂肪吸收试验虽能精确地反映脂肪吸收状况，但无定位诊断价值。

（2）$^{131}$碘－三酰甘油及$^{131}$碘－油酸吸收试验：试验前口服复方碘溶液（卢戈氏溶液）以封闭甲状腺的吸$^{131}$碘功能。服$^{131}$碘－三酰甘油（或$^{131}$碘－油酸）及花生油和水各 0.5ml/kg 后，留 72 小时内的粪便，并计算由粪便排出的放射量占摄入放射量的百分比。粪便$^{131}$碘－三酰甘油排出率大于 5%，或$^{131}$碘－油酸大于 3%，均提示脂质吸收不良。本试验方法简便，但准确性不及粪脂化学测定法。

## 乙状结肠镜检查对腹泻有什么意义，有哪些禁忌证

乙状结肠镜检查简便易行，安全可靠，具有临床实用价值，可迅速而直观明了地观察肛门以上 25cm 以内乙状结肠和直肠的炎症、溃疡、息肉、肿瘤、寄生虫所致的病变，以明确腹泻的病因。

检查时可有目的地采取脓液、黏液等标本进行虫卵、原虫和细菌学检查，并可采取活体组织进行病理检查，也可经结肠进行小的息肉摘除、烧灼及涂药等治疗。

乙状结肠镜检的禁忌证如下：

（1）绝对禁忌证：肛门、直肠或乙状结肠有急性化脓性炎症，严重的痔核，肛门瘘管，肛门裂，肛窦炎，肛周脓肿，会阴感染等；肠腔明显狭窄或瘢痕形成；心力衰竭，心律失常等严重心血管疾患以及出血性疾病等。

（2）相对禁忌证：大量腹水或巨大腹腔肿瘤，高血压及心脏病，孕妇或月经期，体质衰弱等。

## 乙状结肠镜检查如何进行

其检查步骤如下：

（1）术前1小时作低压清洁灌肠，或给开塞露导泻，使患者排空大便，精神紧张者可给予镇静剂。

（2）嘱患者取左侧卧位，双腿屈曲。

（3）先进行直肠指检，除探查有无肛裂、内痔及直肠狭窄外，并有扩张肛门的作用。

（4）术前仔细检查有关器械是否连接完好，尤其注意光源装置是否完好，在乙状结肠镜上，涂凡士林或液体石蜡，将窥镜前端置于肛门处，嘱患者全身放松，张口深呼吸，然后将窥镜轻柔缓慢地插入直肠，顺骶骨方向插进 5cm 时，已通过肛门括约肌。

（5）直视下，将镜身沿肠腔向前推进，边观察边缓缓插入，看不见肠腔时，决不可盲目推进，插入困难时要及时停止，并立即请有经验的医师协助指导，切记"见腔进镜"，一般镜身可深入 25 ~ 30cm。

（6）在插入过程中随时注意黏膜是否正常，有无红肿、萎缩、肥厚、溃疡、糜烂、出血或渗出及肿瘤与息肉；若有溃疡应注意其大小、位置及形状，并可取活体标本作镜检、培养或病理检查等。

（7）对可疑病变黏膜，可用活检钳取小块病变组织作病理检查。钳取组织时要避开血管，不得深入黏膜下，严禁撕拉。活检后，如出血量多，可经内镜在局部喷撒凝血酶或立止血，标本取出后应及时用甲醛固定。

（8）拔出镜身时，应边退出，边观察，直到完全退出为止。

（9）术后，患者应休息数小时，并观察患者有无腹痛、便血。必要时测血压及脉搏的变化，有肠出血及肠穿孔时，应及时请外科进行处理。

## ⚕ 纤维结肠镜检查对慢性腹泻有什么意义

纤维结肠镜是由细长可弯曲的导光纤维管构成，可由肛门送入直肠，以后沿肠道送行，经乙状结肠、降结肠、脾曲、横结肠、肝曲、升结肠、盲肠以至回肠末端。

纤维结肠镜可完整、仔细地将整个结肠，乃至回肠末端观察清楚，并对可疑部位进行照相、录像及取活组织作病理检查，能及时、准确地对疾病作出诊断，对疾病的早期合理治疗起重要作用。

纤维结肠镜除可协助诊断外，还可通过肠镜活检孔插入器械对病变部位进行有效的治疗。如早期癌肿的激光治疗、息肉的电凝、电切除及激光治疗和局部出血的药物止血等。

## ⚕ 纤维结肠镜检查的适应证、禁忌证

适应证有：①便血原因待查；②排便异常，如慢性腹泻或长期进行性便秘；③X线钡剂灌肠检查结果阴性，但有明显的肠道症状，尤其疑有恶变者，或X线钡剂检查异常，但不能定性者；④乙状结肠镜检查未发现病变或病变性质未明者；⑤腹部包块，尤其下腹部包块需明确诊断者；⑥不明原因的消瘦、贫血；⑦结肠切除术后，

需要检查吻合口情况者；⑧需行结肠腔内手术、激光治疗者，如结肠息肉切除术。

禁忌证有：①肛门、直肠有严重的化脓性炎症，或疼痛性病灶，如肛周脓肿、肛裂。②各种急性肠炎、严重的缺血性疾病及放射性结肠炎，如细菌性痢疾活动期、溃疡性结肠炎急性期，尤其暴发型者；③妇女妊娠期，曾做过盆腔手术及患盆腔炎者，应严格掌握适应证，慎重进行，妇女月经期一般不宜做检查；④腹膜炎、肠穿孔、腹腔内广泛粘连以及各种原因导致的肠腔狭窄者；⑤肝硬化腹水、肠系膜炎症、腹部大动脉瘤、肠管高度异常屈曲及癌肿晚期伴有腹腔内广泛转移者；⑥体弱、高龄病例以及有严重的心脑血管疾病，对检查不能耐受者，检查时必须慎重。小儿及精神病患者不宜施行检查，必要时可在全麻下施行。

# 纤维结肠镜检查前应做哪些准备工作

纤维结肠镜检查术前应做以下准备工作：

（1）通常先作钡剂灌肠检查，以了解肠腔形状，有无畸形、狭窄及其他病变。

（2）向患者做好解释工作，解除思想顾虑和紧张情绪，以便取得患者配合，保证检查成功。

（3）为保证肠镜顺利进入和观察满意，必须使肠道内容物彻底排尽，故良好的肠道准备是检查成功的重要保证。

临床常用的肠道准备方法很多，兹介绍如下，以供参考：

①检查前 3 日进流质饮食（奶类除外），检查当日禁食。检查的前晚可服蓖麻油 30ml，检查前 2 小时用清水作清洁灌肠，直到排出液澄清为止，术前 15 分钟肌内注射阿托品 0.5 ～ 1mg。

②检查的前一日晚饭照常进食，检查当日晨早饭禁食，检查当日 5 时，口服 20% 甘露醇 250ml，于 30 分钟内服完，20 分钟后，一次性服下果导片 10 片，口服 5% 糖盐水 2000ml，排出液澄清后即可作检查。

③如患者平时排便规律（每日 1 次），可在检查当日，早晨 6 时，空腹将泻药于 1 小时内全部饮完，一般 1 小时后可泻大便，经几次排便后，所排粪便如水样即可判断肠道准备满意，中午仍禁食。若下午大便仍成形或为糊状，应在检查前 2 小时进行清洁灌肠。

本法泻药可用：① 20% 甘露醇 250ml 加白开水 1000ml；② 15 ～ 30g 番泻叶加 1000ml 水煎服；③大承气汤 1 剂煎服（大黄 5g 后下，芒硝 5g 冲服，厚朴 5g，枳实 10g）。

## 纤维结肠镜检查怎样进行，需注意什么

（1）嘱患者取左侧卧位，双腿屈曲，做好患者的思想工作，解除思想顾虑和紧张情绪。

（2）肛诊后，将扩肛器涂上利多卡因插入肛门，在直视肠腔的情况下插入纤维结肠镜，在进入 25 ~ 40cm 时，嘱患者取仰卧位。

（3）缓慢推进结肠镜，同时调节角度钮，使肠腔在视野中央，边插边看。

（4）结肠镜至降结肠后，向前送入结肠脾曲，再进入横结肠。如横结肠无下垂，则更易插入升结肠、盲肠，以至回肠末端。

（5）进入结肠尽头后，将旋钮调到角度自由状态，逐渐缓慢地将镜拉出，同时再仔细地观察全部结肠。

（6）对可疑病变部位，应予拍照并进行活组织检查。

在插入纤维结肠镜过程中，如遇阻力时，可稍向后退，并注入少量气体，重找肠腔再试行推进，如仍有困难，则应停止前进，并请有经验的医师协助指导。

结肠壁较薄，易发生穿孔，并可致肠出血、腹胀、肠撕裂伤、心血管意外等并发症，检查时必须小心谨慎，严禁暴力进镜。

# 婴幼儿腹泻应与哪些疾病鉴别

（1）婴幼儿腹泻时，如大便无白细胞或偶见少量白细胞者，为侵袭性细菌以外的病因引起的感染性和非感染性腹泻，常由于小肠受肠毒素或其他因素作用使分泌增加和吸收减少所致，包括病毒、非侵袭性细菌、寄生虫（梨形鞭毛虫）等肠道内感染以及肠道外感染与非感染性因素（如喂养不当）等，多为水泻或伴脱水症状。应与下列疾病相鉴别：

①生理性腹泻：多见于6个月以下的婴儿，患儿外观较虚胖，出生后不久即大便次数增多，稀薄，呈黄绿色，但不伴呕吐，食欲好，体重增加正常，无其他症状，喂养时添加辅食后可自愈。

②导致小肠吸收功能障碍的各种疾病：如乳糖酶缺乏、蔗糖－异麦芽糖酶缺乏、葡萄糖－半乳糖吸收不良、失氯性腹泻、短肠综合征、肠激酶缺乏、原发性胆酸吸收不良、无 $\beta$ －脂蛋白血症、粥样泻(谷蛋白肠病)、牛奶蛋白过敏、大豆蛋白过敏及小麦蛋白过敏等，以上疾病均为少见病，且发病较早，为慢性腹泻。患双糖脂酶缺乏、单糖转运障碍、蛋白过敏或谷蛋白肠病时，去除有关食物则病情缓解，可根据各病特点进行鉴别。

（2）婴幼儿腹泻时，如大便中有较多的白细胞，表明结肠或末端回肠有侵袭性炎症病变。常由于各种侵袭性细菌感染所致，大多伴有不同程度的全身中毒症状。此时仅凭临床表现往往难以区别，必要时须作大便细菌培养。并需与下列疾病鉴别。

①细菌性痢疾：1岁以内婴儿痢疾的临床表现多不典型，常无里急后重或黏液血便，相反，近几年来发现某些埃希大肠杆菌等引起的腹泻，大便可一过性出现较多脓球，极易误诊为菌痢。但菌痢是一种传染病，若注意进行流行病学的调查，多数可询问出接触史，且大便镜检可见较多的脓细胞、红细胞和吞噬细胞，并能培养出痢疾杆菌。

②婴幼儿急性出血坏死性肠炎：本病中毒症状严重，具有腹泻、腹胀、便血、高热及呕吐五大症状。早期呈水样便，继而转为暗红色、果酱样或血性大便。腹胀多较严重。可早期出现休克现象，甚至出现昏迷、惊厥。大便隐血试验强阳性，腹部X线片见小肠局限性充气扩张、肠间隙增宽等。

③阿米巴痢疾：本病大便中虽有白细胞而数量较少，可见有大量红细胞，并可查到阿米巴滋养体，无明显的全身中毒症状。

# 👤 如何判断脱水和酸中毒

一般根据前囟、眼窝、皮肤弹性、循环情况和尿量等临床表现即可判断是否脱水，并可估计脱水程度。

若患儿精神稍差，略有烦躁不安，皮肤稍干燥，弹性尚可，眼窝和前囟凹陷，哭时有泪，口唇黏膜略干，尿量稍减少，此时为轻度脱水，失水量为体重的5%。

若患儿精神萎靡或烦躁不安，皮肤苍白、干燥、弹性较差，眼窝和前囟明显凹陷，哭时泪少，口唇黏膜干燥，四肢稍凉，尿量明显减少，此时为中度脱水，失水量为体重的5% ~ 10%。

若患儿呈重病容，精神极度萎靡，表情淡漠，昏睡甚至昏迷，皮肤发灰或有花纹、干燥、弹性极差，眼窝和前囟深陷，眼闭不合，两眼凝视，哭时无泪，口唇黏膜极干燥，且可出现休克症状，如心音低钝，脉细数，血压下降，四肢厥冷，尿极少或无尿，此为重度脱水，失水量约为体重的10%以上。

脱水患儿由于身体内水分减少，会感到强烈口渴，小婴儿虽不会说话，但可以用嘴四处寻找奶头来表示，当嘴唇触到大人手指或其他物品时，便会吸吮起来，如果得到奶瓶，就会拼命吮吸。

酸中毒一般是在脱水基础上发生的，这时可见患儿精神极度萎靡，昏睡或昏迷，口唇呈樱桃红色，呼吸深长，严重的会发生抽搐等症状。对腹泻的患儿，应警惕发生脱水和酸中毒，如有上述情况出现，应引起注意，及时送医院治疗，否则延误几个小时就可能有生命危险。

## 小儿泄泻时望诊、切腹有什么意义

望、闻、问、切统称"四诊"，是中医诊断疾病的主要方法，在临床上这四个方面不可偏废，不可孤立地看待某一方面，应该四诊合参，相互配合。但由于小儿有其生理、病理特点，生长发育和病情反应均与成人有别，且乳婴儿不会言语，年龄较大的小儿也往往不能正确诉说病情，加上就诊时常啼哭叫闹，影响脉象气息，给诊断造成困难，所以历代儿科医家都很重视望诊、切腹，并在这些方面积累了较丰富的经验，使临床辨证的手段更为多样。

钱育寿老中医的望诊、切腹经验是：大便溏泻夹有泡沫，色青或色淡绿，肠鸣辘辘，阵发哭闹者，多为邪蕴肠道，拟用祛风药；泄泻日久，大便绿色，水分多者，多为伤及脾阳；大便带黏液多者，多为湿邪较甚，实证多见，若虚证见此肛门口不红者多为寒热夹杂；大便呈蛋花样，色黄或淡黄，肛门口淡红者多属脾虚夹滞；大便时肛门疼痛，肛门口红裂者，多属热证；局部与整体症状不尽符合者，多属虚实夹杂之证；平素大便干稀不调，饮食稍有不慎即大便稀溏或伴腹痛隐隐者，均属脾虚之证；腹部膨隆，泻后胀减，按之硬且痛，叩之沉实者，属食滞；腹部虽胀而按之软，泻后胀不减，叩之如鼓者，属气滞；腹部凹陷，腹壁松弛，皮肤干枯，口渴唇燥，尿少，舌红少津者，为津液大伤；精神萎顿，面色苍白，四肢厥冷，腹凹如舟，泻下质稀如水而不臭，舌淡苔白者，则为泄泻伤阳。

金绍文老中医认为：辨证宜首重望诊，即察神态、症状、舌苔等整体情况，尤重肛门颜色、皱褶和大便性状等局部变化，以此作为诊断的主要依据。他的望诊经验如下：

热泻：伴有发热，面色红赤，舌红苔黄或白而腻，若苔薄者则湿热较轻，厚则湿热较重。肛门见肿胀色红，皱褶变粗，如色红紫，皱褶粗而肿硬者，为湿热较重之象。其大便急迫，呈黄色，或水样，带有黏液，气秽热臭，小便色黄赤短涩。

寒泻：每见畏寒，面色灰白，精神萎靡，舌苔白或薄白腻，脘腹膨软；肛门皱褶潮粘；便下青色或淡黄、淡绿色，带有泡沫，其味微腥，小便清长。

伤食泻：可见烦躁，嗳气口臭，鼻准带红，腹部膨隆疼痛，手心热，舌苔白腻或白糙；肛门周围淡红，大便色淡黄，夹有不消化食物（或乳块），味酸臭。

脾虚泻：可见面色㿠白或萎黄，神疲肢倦，或四肢略肿，腹胀而软，舌淡胖边有齿痕，舌苔薄白；肛门稍肿不红，有下坠感；大便溏薄，带有食物残渣或乳片。

其次，尿如米泔多为脾胃气虚；皮肤干枯，面色灰滞，精神倦怠，舌红少津，肛门皱褶松弛下坠，腹部凹陷，腹壁松弛，大便日行3～5次，状如鸭粪者，则是津液大伤；面色㿠白无华，精神极度倦怠，额出冷汗，四肢厥冷，舌淡苔白，腹凹如舟，弹性消失，脱肛不收，便如稀水而不臭，或淡绿色夹有残渣者，则为阳气不足、脾胃虚寒之证。

王鹏飞老中医还根据小儿腹泻引起上腭各部位的颜色变化来推测腹泻的寒热虚实。如腭前（位于上腭前部、门齿后部）、腭后（位于上腭部靠近咽喉处）均为深红色，二臼齿处（位于上腭两边臼齿处）为黄、红色，中柱（指上腭中间从前至后的一条线）呈淡白色，为实热型，治时宜用清热健脾分利止泻法；如腭前、腭后均为粉红色，二臼齿处为乳白色，中柱呈乳白色，为虚寒型，治时宜温补脾肾，固肠止泻；如小儿腹泻时，臼齿处呈乳白色且厚者，说明腹泻重，脾肾虚亏，病情重。

此外，古代医家还对人中、印堂等处的色泽变化，作了较详细的观察，指出，人中色黄常属伤食吐泻，色黑病情较重。

第 4 章

# 治疗疾病

## 合理用药很重要，综合治疗效果好

## 何种情况下可以使用止泻药

止泻药的作用机制为：①通过增强胃肠平滑肌张力，减弱胃肠蠕动，使粪便干燥而止泻，常用的药物为阿片制剂、盐酸苯乙哌啶和洛哌丁胺等；②通过吸附或收敛作用，阻止肠内的异常发酵，减少毒物在肠内的吸收及对肠黏膜的刺激，或直接保护肠黏膜，减少渗出而发挥止泻作用，如口服收敛药鞣酸蛋白后，在胃内不分解，至小肠分解出鞣酸而起收敛作用，能使炎症细胞表面的蛋白质凝固，形成一层保护膜，使渗出液减少，并减轻肠内容物对肠壁的刺激作用，减少肠蠕动，故有消炎、止痛及止泻作用。常用药有鞣酸蛋白、次碳酸铋及药用炭等。

腹泻仅仅是各种疾病的一个症状，其病因多种多样，食物中毒、细菌感染、消化不良、肠功能紊乱、内分泌障碍、肝胆胰功能不全等均可引起腹泻。例如，肠炎、痢疾是细菌引起的肠道感染，所引起的腹泻是肠道受到细菌毒素的刺激而作出的反应，它可排除毒物及细菌毒素，具有保护意义，在这种情况下，不能用止泻药，而应首先给予抗菌治疗，如服用抗菌优、氟哌酸或庆大霉素等药物。

但剧烈而持久的腹泻，将导致脱水和电解质紊乱，此时，可在病因治疗的同时，适当给予止泻药。

所以，不能一见腹泻就给予止泻药治疗，应根据具体情况，针对病因加以治疗。一般而言，止泻药主要用于非细菌性引起的腹泻。

# 洛哌丁胺的药理作用及使用注意事项

洛哌丁胺（又名易蒙停）是内含白色粉末的绿灰胶囊，由西安杨森制药有限公司制造，每盒6粒，每粒2mg，可用于各种病因引起的腹泻。

本品易为肠壁吸收，几乎全部进入肝脏代谢，代谢物主要通过胆汁经粪便排泄。由于本品的"首过代谢"（药物从胃肠道吸收后，均需先经门静脉进入肝脏，然后才达体循环，因此有些药物易被肝脏截留破坏，这样进入体循环的药量明显小于吸收量，称为首过效应，也称首过代谢）作用，原型药的血液浓度很低，在人体的消除半衰期为10.8（9 ~ 14）小时。

本品的药理作用如下：

（1）作用于肠壁的阿片受体，可阻止纳络酮及其他配体与阿片受体的结合，阻止乙酰胆碱和前列腺素的释放，从而抑制肠蠕动，延长肠内容物的滞留时间，增加水和电解质的吸收。

（2）通过增进 NaCl 协同转运的间接作用或抑制由钙依赖性促分

泌素诱导的分泌的直接作用，减少水和电解质的丢失。

（3）不影响正常的生理菌群。

（4）可增强肛门括约肌的张力，因此可抑制大便失禁和里急后重，故也可用于肛门直肠手术后的患者。

（5）无中枢作用。由于其与肠壁的高亲和力和明显的"首过代谢"，使其几乎不进入全身血液循环。

使用洛哌丁胺时应注意：

（1）本品的用法用量：本品适用于成人和5岁以上儿童。

①急性腹泻：起始剂量，成人为2粒，5岁以上的儿童为1粒，以后每次不成形便后服1·粒。每日总量不超过8粒。

②慢性腹泻：起始剂量，成人为2粒，5岁以上的儿童为1粒，以后可调节每日剂量，至每日1～2次正常大便。一般维持剂量为每日1～6粒。

（2）禁忌证：本品禁用于应避免使用肠蠕动抑制剂的患者，尤其是肠梗阻、亚肠梗阻或便秘患者、发生胃肠胀气的严重脱水的小儿、急性溃疡性结肠炎及广谱抗生素引起的假膜性肠炎的患者。

（3）注意事项

①不能单独用于伴有发热和便血的细菌性痢疾。

②不能用于肝功能障碍患者。因为，肝功能障碍严重者可能导

致体内药物的相对过量。同样原因，本品不宜用于1岁以下的儿童，因为其肝功能发育尚未完全。

③尽管本品在动物实验中尚未发现致畸和胎盘毒性，但对孕妇仍应尽量避免使用；本品在母乳中含量很低，但哺乳妇女也应注意。

④尚未见有配伍禁忌的报道，本品可与其他药物同时服用（如口服补给液、抗生素、抗寄生虫药等），但对婴儿应避免与中枢神经抑制药合用。

⑤腹泻患者，尤其婴儿，经常发生水和电解质丧失，服用本品的同时不应排除适当补充水和补充电解质。

⑥本品应放在幼儿拿不到的地方。

（4）不良反应：偶见口干、胃肠痉挛和皮肤过敏。若严格遵循推荐的剂量并注意禁忌证，长期使用尚未见其他不良反应。

另外，本品应避光密闭保存，有效期为5年。超过5年，不宜再用。

## 乳酶生使用时的注意事项

乳酶生，又名表飞鸣，是一种活的乳酸杆菌的干制剂。乳酸杆菌进入肠后能分解糖类生成乳酸，使肠内酸度增加，从而抑制肠内病原体（腐败菌）的生长繁殖，防止蛋白质发酵，减少肠内产生气体，从而减轻饱闷、腹胀等症状。因此，乳酶生多用来治疗消化不良、肠胀气及小儿饮食失调引起的腹泻、绿便等，也可用于长期使用广谱抗生素所致二重感染的治疗。

本药应饭前口服，一般成人每次 0.3 ~ 0.9g，3 次 / 日。儿童：5 岁以上每次 0.3 ~ 0.6g，3 次 / 日；5 岁以下每次 0.1 ~ 0.3g，3 次 / 日。

使用本药时应注意以下几点：

（1）磺胺类药物或抗生素可抑制或杀死乳酸杆菌，减弱甚至消除乳酶生的作用，故二者不可合用，应分开服用（间隔 2 ~ 3 小时）。

（2）收敛吸附剂如鞣酸、铋剂、活性炭、碱性药物及酊剂等能抑制、吸附或杀灭乳酸杆菌，忌与乳酶生同时服用。

（3）如制剂超过有效期，其中活菌数已很少，不宜再用。

# 泻药可分为哪几类，临床有什么应用价值

泻药能使粪便中水分含量增加，加速肠内容物的运行，排出软便。根据泻药作用方式，可分为容积性、渗透性、接触性和润滑性泻药四种。

（1）容积性泻药：食物性纤维素是植物性食物中未被消化的纤维素、半纤维素、果胶及其他多糖类物质，属于容积性泻药。半合成的多糖及纤维素衍生物，如甲基纤维素等也属于容积性泻药。未

被消化的食物性纤维素以及不能被人类消化的半合成多糖、纤维素衍生物都有亲水性，在肠道内吸水膨胀后，增加肠内容物的容积，促进推进性肠蠕动，排出软便。

（2）渗透性泻药：渗透性泻药包括盐类（如各种镁盐、硫酸盐和磷酸盐等）、双糖类（如乳果糖）、甘油和山梨醇等。这类药物在肠道内很难被吸收或吸收缓慢，故在肠腔维持高渗透压，阻止肠内盐和水分的吸收，致使肠容积增大，肠腔扩张，刺激肠壁，促进肠蠕动。此外，镁盐还可刺激十二指肠分泌缩胆囊肽，促进肠分泌肠液和蠕动。

（3）接触性泻药：曾称为刺激性泻药。本类药物与黏膜直接接触后，使黏膜通透性增加，使电解质和水向肠腔渗透，从而使肠内液体增加，引起导泻。因本类药物对肠道活动的影响有兴奋和抑制两种作用，同时，本类药物对肠黏膜中水分和电解质的吸收也有原发性影响，故改称为接触性泻药。

本类药物包括蒽醌类（如大黄、番泻叶和芦荟等植物性泻药）和二苯甲烷类（如酚酞，即果导），它们对小肠功能影响较小，主要作用于大肠，既能减少其分节运动，又能增加周期性蠕动，从而加速大肠内容物的运行。此外，本类药物也能降低肠黏膜对水分和电解质的吸收。

（4）润滑性泻药：又称大便软化剂，主要起润滑作用，有利于排便。如液状石蜡、蜂蜜等。此外甘油也具有局部润滑作用。

泻药的临床应用价值主要有以下几个方面：

（1）治疗便秘：对于习惯性便秘，应首先从调节饮食着手，多吃富含食物性纤维素的食品，如绿色蔬菜、粗面粉等，养成良好的排便习惯。必须使用泻药时，应根据各药的特点，合理选用。对偶发的急性便秘，可用50%的甘油或开塞露注入肛门内，注入量为成人20ml，小儿10ml或酌减。

（2）排除肠内毒物：对于食物中毒或药物中毒，宜口服盐类泻药，如硫酸钠或硫酸镁，其作用快而强，且因肠内渗透压增高，能阻滞或延缓毒物进一步吸收。

（3）协助驱虫：服抗蠕虫药后若排便不畅，可服用硫酸镁，以促进虫体的排出。

必须注意，腹痛患者诊断尚未明确时，不可滥用泻药。

## 硫酸镁是怎样引起腹泻的，使用时应注意什么

硫酸镁口服后不易被肠道吸收，停留于肠腔内，肠内容物渗透压升高，使肠腔内水分不易被肠黏膜吸收，同时将组织中的水分吸引到肠腔中来，使肠内容物容积增大，肠腔扩张，对肠壁产生机械

性刺激，作用于肠壁压力感受器，反射地增加肠蠕动；此外，镁盐还可引起十二指肠分泌缩胆囊肽，通过局部激素的释放，间接地促进肠蠕动以导泻。其导泻速度甚快，表现为水样泻，若空腹服用时饮多量水则奏效更快。主要用于清除肠道内毒物，也可用于口服某些驱肠虫药后的导泻。利用硫酸镁的这一作用机制，制成一二三灌肠剂（由 50% 硫酸镁溶液 30ml、甘油 60ml 及水 90ml 配成）或开塞露（1000ml 内含硫酸镁 100g、尼泊金乙酯 0.5g、苯甲酸钠 1g 及 45% ~ 50% 的山梨醇溶液适量），用于治疗各种便秘。

使用硫酸镁时应注意：①用于口服导泻时，每次可口服 5 ~ 20g，服用时需以 400ml 水稀释，小儿每次每岁 1g，如服用浓度过高时，则可由组织中吸取大量水分而导致脱水。治疗各种便秘时，可用一二三灌肠剂灌肠，或开塞露药液（成人每次 20ml，小儿每次 10ml 或酌减）注入直肠内。②镁离子在肠道中吸收虽少，但可在体内蓄积产生毒副作用，并对中枢产生抑制，可加重中枢抑制药中毒的昏迷，故抢救中枢抑制药中毒需导泻时，应避免服用硫酸镁，当改用硫酸钠。③服用神经节阻滞药如美卡拉明等，能抑制副交感神经功能，减弱肠蠕动，减弱排便反射，而引起腹胀便秘，此时应忌用硫酸镁等药导泻，以免徒然增加肠内容物，而不能引起排便，加剧腹胀不适。④孕妇及急腹症患者禁用硫酸镁导泻。⑤肠出血患者及妇女月经期禁用。⑥胃肠道有溃疡及黏膜破损的患者，易造成镁离子大量吸收而引起中毒，需注意。

## 哪些中药可引起腹泻

可引起腹泻的中药主要是泻下药：

（1）大黄：本品苦寒沉降，善荡涤胃肠，峻下实热，走而不守，有斩关夺隘之功，主入阳明大肠经，攻积导滞，泻热通便。现代研究认为，大黄所含结合蒽醌为泻下主要成分，能刺激大肠，增加蠕动而排便，其作用缓和，服后 6 小时左右排下稀便或软便。由于鞣质所致，泻后有便秘现象。

（2）番泻叶：性味甘苦寒，具有泻热通便功效。其所含蒽醌类衍生物有泻下作用，服后常伴有腹痛，一般服后 3 小时即可泻下数次。

（3）芦荟：性味苦寒，具有泻热通便之功效。现代研究证实，芦荟蒽醌衍生物具有刺激性泻下作用，多伴有显著腹痛和盆腔充血。

（4）火麻仁：性味甘平，具有润肠通便之功效。现代研究认为，本品含脂肪油约 30%，又含挥发油、维生素 $B_1$ 等，有降压作用和滑润缓泻作用。

（5）郁李仁：性味辛苦甘平，具有润肠通便之功效。现代医学研究认为，本品含苦杏仁苷、脂肪油、挥发性有机酸及油酸等，具有润滑性缓泻作用。

（6）甘遂：性味苦甘寒，有毒，具有泻水逐饮、消肿散结之功效。现代研究认为，本品含三萜类，其中所含大戟酮、大戟二烯醇、α-大戟醇及巨大戟二烯醇的醇浸膏对小鼠有明显泻下作用，能强烈刺激肠黏膜，引起炎症性充血和蠕动增加，造成峻泻。

（7）大戟：性味苦辛寒，有毒，具有泻水逐饮、消肿散结之功效。现代研究认为，大戟根的乙醚和热水抽出液均有剧泻作用。

（8）牵牛子：性味苦寒，有毒，具有泻下去积功效。现代研究认为，本品所含的牵牛子苷在肠内遇胆汁及肠液分解出牵牛子素，能刺激肠道，增进蠕动，导致强烈的泻下。牵牛子对人体有毒性作用，但不大，大量服用除可引起呕吐、腹痛、腹泻与黏液血便外，还可刺激肾脏引起血尿。

（9）商陆：性味苦寒，有毒，具有泻下功效，使用剂量为5～10g。现代研究认为，本品含有商陆碱，引起中毒时则出现恶心、呕吐、腹痛、腹泻，严重者能引起中枢神经麻痹、呼吸运动障碍等。

（10）巴豆：性味辛热，有大毒，峻下寒积，荡涤胃肠沉寒痼冷、宿食积滞，药力刚烈，有斩关夺隘之功。现代医学研究认为，本品含巴豆油34%～57%。巴豆油是剧烈的泻下药，口服半滴至1滴对口腔、胃肠等黏膜及皮肤均有强烈的刺激作用，产生严重的口腔刺激症状及胃肠炎，在半小时到 3 小时内多次大量水泻，伴有剧烈腹痛和里急后重。其泻下作用主要是由于巴豆油在肠内遇碱性肠液，析出巴豆酸，刺激肠道，使分泌和蠕动加强所致。

（11）芒硝：本品咸能软坚，苦寒清热，有泻热通便、润下燥结、荡涤肠胃及善除燥屎的功效。现代研究认为，芒硝含有硫酸钠，尚杂有食盐、硫酸钙、硫酸镁等，硫酸根离子不易被吸收，在肠内引起高渗状态，使肠内水分增加，引起机械刺激，促进肠蠕动而排下稀便，一般服后 4 ~ 6 小时排便，无肠绞痛等不良反应。

## 腹泻时忌用的常见中草药

腹泻时忌用的常见中草药有以下几种：

（1）辛凉解表药：牛蒡子性寒，润肠通便，故气虚便溏者忌用。

（2）清热类药物：药性寒凉，易伤脾胃，凡脾胃气虚，食少便溏者忌用。

①清热泻火药：栀子苦寒伤胃，知母性寒质润，有滑肠之弊，故脾虚便溏者不宜用；决明子性味甘苦咸微寒，可润肠通便，气虚便溏者不宜应用。

②清热凉血药：生地黄、玄参二者性寒而滞，脾虚食少、腹满便溏者忌用；紫草性寒而滑，有轻泻作用，脾虚便溏者忌服。

③清热解毒药：败酱草，性味苦微寒，脾胃虚弱、食少泄泻者忌服；马齿苋，性味酸寒，脾胃虚寒、肠滑作泄者忌服；白头翁，性味苦寒，虚寒泄痢者忌服；绿豆，性味甘寒，脾胃虚寒、肠滑泄泻者忌服。

④清虚热药：青蒿、白薇、地骨皮、银柴胡等药，对脾胃虚寒、食少便溏者均不宜服用。

（3）祛风湿药：秦艽，性寒，凡虚寒腹痛、尿清便溏者忌用；络石藤，性味苦微寒，脾胃虚寒、肠滑易泄者忌用。

（4）消食药：山楂消食化滞，有耗气之弊，症见气虚便溏、脾虚不食者忌用。

（5）驱虫药：槟榔，有行气消积导滞之功效，脾虚便溏者不宜服用。

（6）凉血止血药：羊蹄，俗名土大黄、牛西西，性味苦寒，脾胃虚寒、大便溏泄者忌用。

（7）化痰止咳平喘药

①清热化痰药：瓜蒌、竹沥均甘寒性滑，脾虚便溏者忌用；胖大海，甘寒，具有清肠通便之功，脾虚便溏者忌用。

②止咳平喘药：杏仁、苏子均具有通便润肠之功；马兜铃，性味苦寒，具有清肠消痔之功，脾虚便溏者忌服。

（8）安神药：柏子仁具有润肠通便之功，便溏者忌用。

（9）补虚药

①补气药：蜂蜜，味甘，质润滑利，润肠通便，且能助湿，令人中满，故胸闷不宽及便溏或泄泻者忌用。

②补阳药：肉苁蓉、蛤蟆油及胡桃仁均有润肠通便之功，故便溏泄泻者忌用。

③补血药：如熟地黄、阿胶、何首乌及当归滋腻碍脾，影响消化，凡湿浊中阻、脘腹胀满及食少便溏者，不宜应用。脾胃虚弱者，可配健脾开胃消食药同用。

④补阴药：如黄精、麦门冬、天门冬、百合、枸杞子、桑葚、黑芝麻及女贞子等多甘寒滋腻，如遇脾胃虚弱、痰湿内阻，症见脘闷食少、腹胀便溏者不宜使用。

## 能引起中毒性腹泻的常用中草药

一般来说，中草药作用和缓，不良反应较少，但如果大剂量服用或长期服用某些中草药，则会引起中毒性腹泻，常见者如下：

（1）解表药苍耳子，性味辛苦温，有小毒，具有发汗散风、除湿升阳、通窍止痛之功效，主要用于治疗鼻渊头痛、风湿痹痛，常用剂量为 3 ～ 10g，如过量服用易致中毒，引起腹泻、腹痛、呕吐等症。

（2）清热解毒药蒲公英，性味苦甘寒，具有清热解毒、消痈散结、利湿通淋之功效，主要用于治疗痈肿疔毒、乳痈内痈、热淋涩痛及湿热黄疸，常用剂量为 10 ～ 30g，如用量过大，可致缓泻。

（3）清热解毒药山豆根，性味苦寒，有清热解毒、利咽消肿之功效，主要用于治疗咽喉肿痛、牙龈肿痛，常用剂量为 3 ～ 10g，如过量服用，易引起腹泻、呕吐、胸闷及心悸等症。

（4）驱虫药使君子，性味甘温，有杀虫消积、健脾疗疳之功效，主要用于治疗虫积腹痛、小儿疳积，常用剂量为，成人煎剂 3 ～ 10g，小儿每岁 1 粒半，总量不超过 20 粒，空腹连服 2 ～ 3 天，去壳取仁炒香嚼服，如大量服用可致腹泻、呕吐、呃逆及眩晕等症。

（5）温化寒痰药皂荚，性味辛温有小毒，具有温肺祛痰、通窍开闭之功效，主要用于治疗顽痰阻塞、胸闷咳喘、中风口噤、癫痫神昏、喉痹痰阻及大便不通。常用量为 1.5 ～ 5g，焙焦研粉吞服，每次 0.6 ～ 1.5g，如服用量过大，易致腹泻、呕吐等症。此外，本品辛散走窜，性极锐利，非痰结实证者不可用，孕妇、气虚阴亏及有出血倾向者，亦不宜服用。

## 怎样预防和治疗菌群失调症

预防菌群失调症的关键在于合理使用抗生素，避免滥用或长期使用，可用可不用者不用，可用窄谱则不用广谱。对年老体弱、慢性消耗性疾病者，使用抗生素或者激素时，要严格掌握适应证。最好能作药物敏感试验，选择最敏感的抗生素。

老幼病后衰弱者，在使用抗生素的同时，可口服乳酶生、B族维生素及维生素C等，以防肠道菌群失调。在大手术前，应注意配合全身支持疗法，如给予高营养、服维生素类药物及输血等。

关于正常肠道菌群的恢复，轻型病例停用抗生素后任其自行恢复即可。严重病例可口服乳酸杆菌制剂（如乳酶生、乳酸菌素片）、维生素C及乳糖、蜂蜜、麦芽糖等以扶植大肠杆菌；口服叶酸、复合维生素B、谷氨酸及维生素$B_{12}$以扶植肠球菌；亦可用健康成人粪滤液保留灌肠，以引入正常菌群。

## 婴幼儿腹泻脱水时常用的混合溶液

婴幼儿腹泻时常用的混合溶液有下列几种：

（1）1∶1液：是5%葡萄糖溶液1份与0.9%氯化钠溶液1份的

混合溶液，其渗透压约为血浆的一半，即 1/2 张，适合于对单纯性呕吐和继续丢失液量的液体补充。简便配制方法可用 5% 葡萄糖溶液 500ml 加入 10% 氯化钠溶液 20ml 即可。

（2）3∶2∶1 液：即 3 份 10% 葡萄糖溶液、2 份 0.9% 氯化钠溶液及 1 份 1.87% 乳酸钠（或 1.4% 碳酸氢钠）溶液的混合溶液。其简单配制方法为：5% 葡萄糖溶液 500ml 加入 10% 氯化钠溶液 15ml 及 11.2% 乳酸钠溶液 15ml（5% 碳酸氢钠溶液 24ml），其张力为 1/2 张。

（3）3∶4∶2 液（有的单位将混合液的顺序变动为 4∶3∶2 溶液）：是 3 份 10% 葡萄糖溶液、4 份 0.9% 氯化钠溶液及 2 份 1.87% 乳酸钠溶液（或 1.4% 碳酸氢钠溶液）的混合溶液，总份数为 9，其中电解质（有渗透压作用的）占 6 份，所以是 6/9 张，简化为 2/3 张（约相当于血浆渗透压的 2/3，即 2/3 张）。主要用于补充已丢失的液体量（即累积损失量）。

配制方法：先用总份数 9 除以丢失的液体总量，求出 1 份是多少毫升，然后用 1 份的毫升数分别乘以 3、4 和 2，所得乘积即为各种溶液的毫升数。

例如：一个 9kg 的小儿，估计已丢失的体液量是体重的 10%，则总丢失量为 900ml，900ml 除以 9 份，则 1 份为 100ml，那么 3 份是 10% 葡萄糖溶液，即 100ml×3 = 300ml，依此类推，400ml 为氯化钠溶液，200ml 为 1/6 克分子乳酸钠溶液。

简便配制方法：用 5% 葡萄糖溶液 500ml 加 10% 氯化钠溶液 20ml 及 11.2% 乳酸钠溶液 20ml（或 5% 碳酸氢钠 33ml）。

（4）6：7：5 液（一般称 5：6：7 液）：是 6 份 5% ~ 10% 葡萄糖溶液、7 份 0.9% 氯化钠溶液及 5 份 1/6 克分子乳酸钠溶液的混合液，总份数是 18，其中含电解质的占 12 份，所以是 12/18 张，简化为 2/3 张，它与 4：3：2 液有相同的张力，所不同的是 5：6：7 液中乳酸钠含量较 4：3：2 液为高，故纠正酸中毒时，以 5：6：7 液为佳，配制方法与 4：3：2 液相似（不含简便配制法）。

（5）6：3：1 液：是 6 份 5% 葡萄糖溶液、3 份 0.9% 氯化钠溶液及 1 份 1.87% 乳酸钠（或 1.4% 碳酸氢钠）溶液的混合溶液，为 1/3 张。

简便配制方法：用 5% 葡萄糖 500ml，加入 10% 氯化钠溶液 10ml 与 11.2% 乳酸钠溶液 9ml（或 5% 碳酸氢钠溶液 16ml）。

（6）生理维持液：即 4 份 10% 葡萄糖溶液，1 份 0.9% 氯化钠溶液，再加 10% 氯化钾溶液 15ml 的混合溶液，张力为 1/3 张。

（7）3：1 或 4：1 溶液：是 3 份或 4 份 10% 葡萄糖溶液与 1 份 0.9% 氯化钠溶液的混合溶液，总份数是 4 或 5，即为 1/4 张或 1/5 张（约相当于血浆渗透压的 1/4 或 1/5）。多作为婴儿时期维持生理需要的维持液。因新生儿肾功能尚不健全，对氯化钠的负荷量较小，故用 1/5 张溶液为佳。用于新生儿的 4：1 溶液亦可称基本液。

4：1 液的简便配制方法：5% 葡萄糖溶液 500ml 加入 10% 氯化钠溶液 10ml。

（8）2：1 等张含钠液：即 2 份 0.9% 氯化钠溶液与 1 份 1.87% 乳酸钠（或 1.4% 碳酸氢钠）溶液的混合溶液。

2：1 等张含钠液简单配制方法：5% 葡萄糖溶液 500ml 加 10% 氯化钠溶液 30ml 及 11.2% 乳酸钠溶液 30ml（或 5% 碳酸氢钠溶液 47ml）。

## 婴幼儿腹泻脱水时为何需用混合溶液

为纠正脱水、酸中毒，临床常将不同液体按比例配成混合液应用。为什么不能用单一的氯化钠溶液或 5% ～ 10% 葡萄糖溶液液去纠正脱水、酸中毒呢？这是因为严重的婴幼儿腹泻，除丢失碳酸氢钠而产生代谢性酸中毒外，还存在着营养失调性（即所谓"饥饿性"）酮中毒及大量电解质和水分的丢失。所以就需要有既能补充电解质、纠正酸中毒、克服酮中毒，又能补充水分及热量的混合液。单独用氯化钠溶液或 5% ～ 10% 葡萄糖溶液是达不到上述病理生理要求的。单用氯化钠溶液输液，当氯化钠已经补足而脱水尚未补够时，如继续用氯化钠溶液就会造成盐性利尿，严重者可产生盐中毒。单纯用5% ~ 10% 葡萄糖溶液输液时，则会造成细胞外低渗状态，于是抗利尿激素分泌减少，造成利尿，严重者可出现水中毒，引起神经症状，临床表现为越补液尿越多，道理就在于此。但成人由于肝肾功能健全，脱水患者除可应用混合液外，还可用氯化钠溶液和5% ~ 10% 葡萄糖溶液交替静脉点滴的方法，即输入一瓶500ml 的氯化钠溶液，再输一瓶500ml 的葡萄糖溶液，纠正酸中毒时把碱性溶液加入葡萄糖溶液瓶内滴注。

## 婴幼儿腹泻脱水时静脉补液量怎样计算

静脉补液适用于中度以上脱水，有明显腹胀、休克、心肾功能不全或有严重并发症者及新生儿。

补液总量：一般需按累积损失量、继续损失量和生理需要量计算。

①累积损失量：指病后（急性脱水）减轻之体重数量，这部分液体最主要。这部分液量可根据脱水程度加以估计，例如中度脱水患儿入院体重为9kg，其累积损失量计算如下：

按病前体重为100%，患儿脱水时体重减轻平均为病前体重的 8%，故现有体重 9kg 代表病前体重的 92%（因 100%-8% = 92%）。

设病前体重为 Xkg，则：

X ： 9 = 100% ： 92% 即 X ： 9 = 1 ： 0.92

X =（9×1）/0.92 = 9.77

故累积损失量＝病前体重 - 入院体重

= 9.77-9

= 0.77（即 770ml）

累积损失量也可按体表面积计算，轻度脱水为 $1200ml/m^2$，中度脱水为 $2000ml/m^2$，极重度脱水为 $3000ml/m^2$。

②继续损失量：按实际损失补充，一般在禁食条件下为 40ml/（kg·d），电解质包括钠、氯及碳酸氢离子各 40mmol/L。继续损失量也可以用口服补液盐（ORS）补充。

③生理需要量：急性期一般可按基础代谢需要量计算，即 5%～10% 葡萄糖溶液 50～60ml/（kg·d），钠钾各 1～2mmol/（kg·d）（氯化钠溶液 10ml 含钠 15mmol，10% 氯化钾溶液 10ml 含钾 13mmol），或按 $1500ml/m^2$ 体表面积给予糖 $60～75g/m^2$ 体表面积，钠、钾各 $50～70mmol/m^2$ 体表面积。生理需要量也可以用 3：1 溶液补充。高渗脱水时，垂体后叶分泌抗利尿激素，促进肾小管远段的吸水作用，

因而有人认为高渗脱水时，生理需要量宜酌减 1/4。

上述三部分之和即为第一天输液总量。为便于临床应用，一般将上述三项概括为以下数值，可适用于大多数病例。轻度脱水为 90 ～ 120ml/kg，中度脱水约 120 ～ 150ml/kg，重度脱水约 150 ～ 180ml/kg。个别病例必要时再作较详细的计算。

## 婴幼儿腹泻脱水时其脱水性质怎样区分

脱水性质指现存体液渗透压的特征。在脱水时，水和电解质均有丢失，但不同病因引起的脱水，其水和电解质（主要是钠）的丢失比例可不同，因而导致体液渗透压有不同的改变。根据脱水时渗透压的不同，临床将脱水分为等渗性（混合性）脱水、低渗性（缺钠性）脱水和高渗性（缺水性）脱水，其中以等渗性脱水最为常见，其次为低渗性脱水，高渗性脱水最为少见。钠是构成细胞外液渗透压的主要成分，所以常用血清钠来判定细胞外液的渗透压。

（1）等渗性脱水：水与电解质成比例地丢失，血清钠在 130 ～ 150mmol/L（300 ～ 345mg%）。各种病因所致的脱水，其失水和失钠的比例可不同，若其比例相差不大时，通过肾脏调节，可使体液维持在等渗状态，故等渗性脱水较多见。这类脱水主要丢失细胞外液，临床上表现为一般性的脱水症状：如体重减轻，口渴不安，皮肤苍白、干燥、弹力减低，前囟及眼窝凹陷，黏膜干燥，心音低钝，唾液和眼泪减少，重者可导致循环障碍与休克。

（2）低渗性脱水：电解质的丢失相对多于水的丢水，血钠低于130mmol/L（300mg%）。这类脱水由于腹泻较重，病程较长，粪质钠常丢失极多；又因腹泻期间饮水偏多，输液时单纯用葡萄糖溶液，而给钠溶液较少，导致细胞外液渗透压过低，一部分水进入细胞内，血容量明显减少。低渗性脱水多见于吐泻日久不止的营养不良患儿，在失水量相同的情况下，脱水症状较其他两种脱水严重。因口渴不明显，而循环血量却明显减少，故更易发生休克。因脑神经细胞水肿，可出现烦躁不安、嗜睡、昏迷或惊厥。

（3）高渗性脱水：水的丢失相对比电解质丢失多，血钠超过150mmol/L（345mg%）。这类脱水由于细胞外液渗透压较高，细胞内液一部分水转移到细胞外，主要表现为细胞内脱水。如腹泻初起，有发热，喝水少，病后进食未减者，容易引起高渗性脱水。滥用含钠溶液治疗，如口服或注射含钠溶液较多（如单纯用氯化钠溶液补液），也可造成高渗性脱水。在失水量相同的情况下，其脱水体征比其他两种脱水为轻，循环障碍的症状也最轻，但严重脱水时亦可发生休克。由于高渗和细胞内脱水，可使黏膜和皮肤干燥，出现烦渴、高热、烦躁不安、肌张力增高甚至惊厥。严重高渗可使神经细胞脱水、脑实质皱缩、脑脊液压力降低、脑血管扩张甚至破裂出血（新生儿颅内出血），亦可发生脑血栓。

## 婴幼儿腹泻脱水需静脉补液时，溶液种类怎样选择

补液时，电解质溶液与非电解质溶液的比例主要根据脱水性质而定。

（1）等渗性脱水：此型脱水临床最多见，主要为细胞外脱水，但脱水严重的病例细胞内液亦同时损失。用 1∶1 液（1 份 5% 葡萄糖溶液，1 份 0.9% 氯化钠溶液）或 3∶2∶1 液（3 份 10% 葡萄糖溶液，2 份 0.9% 氯化钠溶液，1 份 1.87% 乳酸钠溶液或 1.4% 碳酸氢钠溶液），即 1/2 张液体补给（张力指含晶体的电解质溶液，如含钠液的张力）。

（2）低渗性脱水：用 3∶4∶2 液（3 份 10% 葡萄糖溶液，4 份 0.9% 氯化钠溶液，2 份 1.87% 乳酸钠溶液或 1.4% 碳酸氢钠溶液）或 6∶7∶5 液（一般称 5∶6∶7 液，6 份 5%～10% 葡萄糖溶液，7 份 0.9% 氯化钠溶液，5 份 1.87% 乳酸钠溶液），即 2/3 张液体补给。

（3）高渗性脱水：为数较少，用 6∶2∶1 液（6 份 5% 葡萄糖溶

液，2份0.9%氯化钠溶液，1份1.87%乳酸钠溶液或1.4%碳酸氢钠溶液），即1/3张液体补给。高渗性脱水时皮肤弹性及周围循环尚好，脱水容易估计过低，治疗中由于迅速纠正升高的血清钠到正常水平时可引起惊厥，故恢复血清钠不宜过快，应在72小时内逐渐降低至正常水平。

若根据临床表现判断脱水性质有困难时，可先按等渗性脱水处理。

脱水伴有循环衰竭时，应以氯化钠溶液或血浆10～20ml/kg静脉推注，迅速扩充血容量。由于正常血浆中钠、氯比例为3:2，故输入的电解质最好用2:1等张含钠液（即2份氯化钠溶液，1份1.4%碳酸氢钠溶液或1.87%乳酸钠溶液的混合液）。

## 婴幼儿腹泻脱水需静脉补液时，补液步骤怎样进行

（1）第一天补液步骤如下：

①扩容阶段：对重度脱水或中度脱水有明显周围循环障碍者，用2:1等张含钠液20ml/kg，于30～60分钟内静脉推注或快速滴注，以迅速增加血容量，改善循环和肾脏功能。适用于任何脱水性质的患儿。

②补充累积损失为主的阶段：在扩容后根据脱水性质选用不同溶液（扣除扩容液）继续静脉滴注。对中度脱水无明显周围循环障碍者不需要扩容，可直接从本阶段开始补液。本阶段（8～12小时）滴速宜快，一般为每小时 8～10ml/kg。

③维持补液阶段：脱水已基本纠正，只需补充生理需要量和异常的继续损失量。应当将输液速度稍放慢，将余量于 12～16 小时滴完，一般约每小时 5ml/kg。若吐泻缓解，可酌情减少补液量，或改为口服补液。

输液速度主要决定于脱水程度和大便量，一般按每毫升16滴计算，小滴按每毫升20～22滴计算。

应用上述方法补液，水量稍显不足，尤其是输液量少者，但患儿多能饮水，故可以弥补，不必全部静脉滴注。呕吐频繁，不能饮水者，可给予适量的 5%～10% 葡萄糖溶液，加入上述滴液中滴注，尤其是在维持补液阶段，以免发生高钠血症。

每一个病例病情不同，进水量多少不等，尤其是大便量难以准确估算和预测，这是影响输液量的一个重要的变化因素。所以在治疗过程中要密切观察治疗后的反应，随时调整液体的成分、量和滴速。

（2）第二天以后的补液：经第一天补液后，脱水和电解质紊乱已基本纠正，故输液主要是补充生理的需要量和异常的继续损失量

（防止发生新的累积损失），继续补钾，供给热量。如吐泻好转，可停止静脉输液，口授饮食；若腹泻仍频或口服液量不足者，仍需静脉补液。补液量需根据吐泻和进食情况估算。可按 100ml/（kg·d）计算，补液成分可用 3：2：1 液，于 12～24 小时内以平均速度输入。

## 婴幼儿腹泻脱水静脉补液时，怎样纠正酸中毒

腹泻常发生酸中毒，而且其程度常与脱水程度成正比。轻、中度酸中毒无需须另行纠正，因为在静脉输入的溶液中已含有一部分碱性液体，而且经过输液后循环和肾功能改善，酸中毒随即自行纠正。而重度脱水多伴有重度酸中毒，可用 14% 碳酸氢钠溶液代替 2：1 等张含钠液进行扩容，兼有扩容和加快纠正酸中毒的作用。

一般要求提高二氧化碳结合力到 40 容积 %，可根据下列公式计算用量：

（40–X）×0.3× 体重（kg）＝需补 11.2% 乳酸钠溶液毫升数；

（40–X）×0.5× 体重（kg）＝需补 5% 碳酸氢钠溶液毫升数。

如未测定二氧化碳结合力，可按 5% 碳酸氢钠每次溶液 5ml/kg 或 11.2% 乳酸钠每次溶液 3ml/kg 计算（此用量可提高 10 容积 %）。

必要时可于 2～4 小时后重复应用。

另外，对没有使用过碱性液体的酸中毒或休克患儿，其所需钠量的 20%～25% 亦可用碳酸氢钠补充（5% 碳酸钠溶液 10ml 含钠 6 毫当量）。治疗酸中毒或休克的液体量及电解质均应包括在第一天计算总量中。休克缺氧时，体内乳酸钠积聚，此时不宜用乳酸钠，应使用碳酸氢钠溶液，但应注意，若患儿呼吸功能障碍，二氧化碳呼出困难时，输入高渗、大量的碳酸氢钠是不适宜的。

## 婴幼儿腹泻脱水时，怎样纠正电解质紊乱

（1）钾的补充：腹泻患儿均有缺钾，体内的绝大部分钾（＞98%）是在细胞内液中，钾缺乏也主要是在细胞内液中。但纠正缺钾所输入的钾需经细胞外液进入细胞内液，而且转运速度较慢；此外，在脱水开始纠正前，钾总量虽然减少，但由于血液浓缩、酸中毒、钾由细胞内向细胞外转移，以及尿少而致钾排出量减少等原因，血钾大多不低，因此补钾不宜过早过快，尤其在肾功能未恢复时，以避免发生高钾血症。另外，在输入不含钾溶液的过程中，由于血钾被稀释、酸中毒被纠正和输入的葡萄糖合成糖原，使钾向细胞内转移，利尿后排钾增多，以及腹泻继续失钾等导致血钾不断降

低，若不及时补钾，则易发生低钾血症，尤其是营养不良患儿。因此，早期适当供给一定量的钾，有利于预防低钾血症。

一般情况下，在治疗前6小时排过尿，或输液后有尿，即可开始补钾。一般患儿按 3 ~ 4mmol/（kg·d）［约相当于氯化钾 200 ~ 300mg/（kg·d）］补钾，有缺钾症状者可增至4 ~ 6mmol/（kg·d）［约相当于氯化钾 300 ~ 450mg/（kg·d）］。轻度脱水可分次口服，每4 ~ 6小时1次，中、重度脱水给予静脉滴注，或同时口服一部分。氯化钾静脉滴注的浓度一般为 0.2%（约 27mmol/L），不宜超过 0.3%（约 40mmol/L）。一般补钾 4 ~ 6 天，严重缺钾病例可适当延长。

此外，若入院时缺钾症状已很明显（或血钾降低），或合并营养不良、长期腹泻或重度脱水，患儿输液后血钾容易低落，故在扩容改善肾功能（有尿）后即开始补钾。

（2）钙和镁的补充：一般患儿无须常规服用钙剂。而营养不良、佝偻病同时伴有腹泻的患儿，酸中毒纠正后容易出现低血钙症状，应早期给钙，可口服氯化钙；在输液过程中，如出现抽搐，可给 10% 葡萄糖酸钙 5 ~ 10ml 静脉缓注，必要时重复使用。

长期腹泻在两周以上，可出现低血镁症状。临床上低血钙和低血镁均有神经肌肉兴奋性增高表现，二者有时不易区别，故若经一般镇静剂及钙剂治疗无效，或症状反而加重时，应考虑低血镁症存在。

可用 25% 硫酸镁 0.2 ～ 0.4ml/kg，用注射用水稀释 1 倍后肌内注射，每日用 2 ～ 3 次，可收到良好效果，症状缓解后停用。如果仍然无效，应注意是否有中毒性脑病、脑水肿以及其他神经中枢的病变。

## 🧑 婴幼儿腹泻脱水时，怎样进行口服补液

近 20 年来，学者们通过对腹泻发病原理与人体胃肠生理的研究，发现肠毒素性腹泻时，肠黏膜绒毛上皮细胞吸收功能丝毫无损；侵袭性腹泻时，肠黏膜吸收功能亦未完全丧失。这样，就有可能通过口服途径补液以纠正脱水。葡萄糖在肠腔内可促进钠的吸收，二者以同一载体运转，但此作用取决于葡萄糖的浓度，当浓度为 2% ～ 3% 时，此作用最强，如高达 10%，不仅无促进吸收的作用，反可导致高渗性腹泻。由于世界卫生组织推荐的口服补液盐（ORS）的配方特点和腹泻时机体胃肠道病理改变特点，决定了在某些情况下 ORS 能很好地代替静脉补液。

临床中常用的 ORS 为塑料袋装，每包装含氯化钠 0.35g，碳酸氢钠 0.25g，氯化钾 0.15g，葡萄糖 2g，临用前以温开水 100ml 溶解之。ORS 也可自行配制，方法如下：每 1000ml 水，加入氯化钠 3.5g，碳酸氢钠 2.5g（或柠檬酸钠 2.9g），氯化钾 1.5g，葡萄糖 20g。这

种 ORS 液为 2/3 张，电解质浓度为 $Na^+$90mmol/L、$HCO_3^-$30mmol/L、$K^+$mmol/L、$Cl^-$80mmol/L，突出了低糖、高钾、含碱三大特点。

口服补液适用于腹泻时脱水的预防，以及轻度和中度脱水而无明显周围循环障碍的患儿。若有明显腹胀、休克、心肾功能不全或其他严重并发症者及新生儿则不宜口服补液。此外，口服补液对于分泌型及非分泌型腹泻均适用。

补液步骤（量和速度）除无扩容阶段外，与静脉补液法基本相同。可用 ORS 少量频服，在 8 ~ 12 小时内将累积损失补足，在此阶段，轻度脱水需 50 ~ 80ml/kg，中度脱水需 80 ~ 100ml/kg。脱水纠正后的维持补液阶段，将余量 ORS 溶液加等量水稀释使用，或改用口服维持液。口服液量和补液速度可根据大便量和脱水恢复情况适当增减。

在补充累积损失阶段，可暂禁食，一般在 4 ~ 6 小时后开始进食。如呕吐停止，可逐渐恢复正常饮食（如在口服补液过程中呕吐频繁或腹泻，脱水加重者，应改为静脉补液）。ORS 溶液为 2/3 张含钠液，水分稍不足，因此，在 ORS 治疗中，必须强调要随意喝白开水，因为患者的自我感觉是对脱水性质最好的判定指标，当体内呈低渗状态时，患者不想喝白开水，从而提高机体渗透压；反之，患者常要求喝大量白开水，以降低渗透压，通过自我感觉，对渗透压进行自身调节，尤其是在继续补液阶段，尤应注意水分的适当补充，以免发生高钠血症。

病毒性肠炎水样便的钠含量极少超过 45 ～ 50mmol/L，而 ORS 溶液含钠达 90mmol/L，所以，在口服补液过程中应适当增加水量。

ORS 溶液含氯化钾 0.15%，一般需适量额外补充。有明显酸中毒者，需另用碳酸氢钠纠正。

此外，家庭可自配米汤 ORS。将米粉 20 ～ 30g 煮熟，加水至 1000ml，再加入氯化钠 3.5g，柠檬酸钠 2.9g，氯化钾 1.5g，即可服用。米汤 ORS 比葡萄糖 ORS 效果更好，且可供给更多热量。

喝多少米汤 ORS 量合适，主要根据患儿小便量决定，当患儿小便量恢复正常或比平时稍多一点，说明 ORS 量已达到要求了，即可停用；如果小便量还很少，必须继续快速服用米汤 ORS。

## 婴幼儿腹泻时怎样合理应用抗生素

病毒性肠炎无特效疗法，治疗以饮食疗法和支持疗法为主，不需应用抗生素。非侵袭性细菌所致的急性肠炎多为自限性疾病，仅用支持疗法即可痊愈；有人认为，应用抗生素对病程无明显影响，且易产生耐药菌株，延长带菌状态，但对新生儿、婴幼儿、免疫功能低下的衰弱儿和重症者仍宜使用抗生素。侵袭性细菌性肠炎一般均需用抗生素治疗。临床常用的抗生素，可选择应用，有条件者可根据细菌药敏试验结果调整之。

（1）大肠杆菌肠炎：多用黏菌素（多黏菌素 E、抗敌素）、庆大霉素、吡哌酸、呋喃唑酮、复方磺胺甲噁唑、氨苄西林钠等。

（2）胎儿空肠弯曲菌肠炎：可用红霉素、庆大霉素、氯霉素、呋喃唑酮，中药黄连、黄柏。

（3）耶耳森菌小肠结肠炎：可用庆大霉素、氯霉素、黏菌素、复方磺胺甲噁唑。

（4）鼠伤寒沙门菌小肠结肠炎：可用氨苄西林钠、庆大霉素、吡哌酸、呋喃唑酮、羟苄四唑头孢菌素、复方磺胺甲噁唑、氯霉素。

（5）金黄色葡萄球菌肠炎：原发者少见，由长期应用广谱抗生素使肠道菌群失调所致者，应停用原来的抗生素，可用万古霉素、半合成耐青霉素酶的新青霉素，如苯甲异噁唑青霉素、氯唑西林钠或双氯青霉素。

（6）假膜性小肠结肠炎：可用万古霉素、甲硝唑（灭滴灵）、杆菌肽、考来烯胺（可结合细菌毒素）。

（7）真菌性肠炎：可用制霉菌素、克霉唑。

（8）寄生虫性肠炎：如梨形鞭毛虫引起者可用甲硝唑、呋喃唑酮。

# 怎样治疗婴幼儿迁延性和慢性腹泻

凡腹泻持续 14 天以上的患儿，应强调住院治疗。住院后积极进行液体疗法，预防和治疗脱水，纠正水、电解质和酸碱平衡紊乱。

迁延性和慢性腹泻常伴有营养不良和其他并发症，病情较为复杂，要注意寻找引起病情迁延的原因，针对病因进行治疗。

（1）调整饮食，增加营养。对本型腹泻患儿禁食是有害的，因为这类患儿常有营养障碍。除了严重吐泻者外，不可任意禁食，即便禁食，时间也不宜过长。由于患儿消化功能低下，调整饮食不宜过快，母乳喂养儿暂停辅食，待病情好转后，逐渐恢复。对人工喂养 6 个月以下的婴儿，羊奶、牛奶均应加等量米汤或水稀释，间断给予酸奶或奶－谷类混合物，每天喂 6 次以保证足够的热量；对 6 个月以上的婴幼儿可用已习惯的平常饮食，选用稠粥、面条，并加些熟植物油、蔬菜泥、肉末或鱼末等，但须由少到多，以保证婴幼儿足够的营养和适应性，并可口服胃蛋白酶或胰酶等以帮助消化。对明显消瘦，口服营养物质又不能耐受者，可辅以部分静脉营养（包括氨基酸溶液和脂肪乳剂等），补充各种维生素，以保证营养需要。随着腹泻减轻，消化功能好转，逐渐过渡到一般饮食。

（2）有双糖酶缺乏时，暂停蔗糖、乳糖、麦芽糖等的喂养，可采用每100ml豆浆加5～10g葡萄糖或采用发酵过的酸奶，一日交替多次喂养。应用无双糖饮食后，腹泻仍不改善者，要考虑患儿对蛋白过敏，并改用其他饮食。

（3）胆酸性腹泻可加用考来烯胺。

（4）只有对粪便中分离出特异性病原菌的患儿才考虑抗生素的应用，并且要尽量根据药敏试验选用敏感的抗生素，切忌滥用，以免引起肠道菌群失调。

（5）中医辨证施治，辅以推拿、捏脊或针灸疗法常可收到意想不到的效果。

（6）积极治疗各种并发症。


## 🧑 中医对小儿腹泻怎样辨证论治

中医治疗小儿腹泻，是根据粪便性状与症状表现，分辨寒热、审查虚实而进行分型论治。

（1）伤食泄：症见脘腹胀满，肚腹作痛，痛则欲泻，泻后痛减，粪便酸臭，或如败卵，嗳气酸馊，或欲呕吐，不思饮食，夜卧不安，舌苔厚腻，或微黄。

治宜去积消食，主要采用消导之品，以助脾胃消化，同时应节制乳食，常用方剂为保和丸加减：神曲 10g，麦芽 5g，谷芽 5g，山楂 10g，茯苓 10g，黄连 3g，半夏 5g，陈皮 3g。如腹痛较剧及气胀者，加木香、厚朴以理气消胀；呕吐较甚者，加藿香、生姜以辛香止吐。

还可服用小儿七珍丹。若伴口渴者，可用大黄粉，以助通便。

（2）风寒泻：泄泻清稀，中多泡沫，无明显臭味，腹痛肠鸣，或兼恶寒发热，鼻塞流涕，舌苔白腻，脉浮有力。

治宜祛寒化湿，主要采用芳香化湿药品，以疏风散寒化湿，常用藿香正气散加减：藿香 3g，紫苏 5g，半夏 5g，茯苓 10g，炒白术 10g，陈皮 3g，泽泻 10g。若腹痛较甚者，加木香、砂仁以理气止痛；兼有食滞者，加山楂以消食导滞；小便短少者，加泽泻、猪苓以渗湿利尿。

（3）湿热泻：症见泻下稀薄，水分较多，或如水注，粪色深黄而臭，或见少许黏液，腹部时感疼痛，食欲不振，或伴泛恶，肢体倦怠，发热或不发热，口渴，小便短黄，舌苔黄腻。

治宜清热利湿，主要采用清利药品以解表清里利湿，常用加味葛根芩连汤：葛根 5g，黄芩 5g，甘草 3g，茯苓 10g，泽泻 10g，厚朴 5g，车前草 10g，神曲 10g。若小便涩赤而短者，加六一散（滑石、甘草）以清热利湿；腹痛甚者，加白芍、木香以理气止痛；呕吐频者加半夏、生姜汁或玉枢丹以降逆辟秽；湿邪偏重，口不甚渴者，加苍术以燥湿；高热、烦渴引饮者，加石膏、寒水石以清热除烦。

（4）脾虚泻：大便稀溏，多见食后作泻，色淡不臭，时轻时重，面色萎黄，肌肉消瘦，神疲倦怠，舌淡苔白。且常反复发作。

治宜健脾止泻，主要采用健脾益气止泻药品，以健脾理气化湿，常用加味参苓白术散：党参 10g，炒白术 5g，茯苓 10g，怀山药 10g，炒薏苡仁 10g，炒白扁豆 10g，陈皮 3g，砂仁 5g，乌梅 10g，炙甘草 10g。若时见腹痛，加木香以理气止痛；久泻不止，而无夹杂积滞者，加煨诃子肉、赤石脂以固肠止泻；大便稀或水谷不化者，加干姜以温中散寒。

（5）脾肾阳虚：症见久泻不止，食入即泻，粪质清稀，完谷不化，或见脱肛，形寒肢冷，面色㿠白，精神萎靡，睡时露睛，舌淡苔白，脉象细弱。

治宜温补脾肾，常用健脾益气汤合四神丸：补骨脂 10g，煨肉豆蔻 5g，五味子 5g，人参 3g，炒白术 10g，茯苓 10g，吴茱萸 5g。脱肛者，加黄芪、炙升麻以升提中气；久泻不止者，加煨诃子肉、赤石脂、禹余粮等以收敛固涩。

上述腹泻，如果治疗不当或不及时，常可发生伤阴或伤阳变证。

# 小儿泄泻时中医常用的治疗法则

叶孝礼老中医从事儿科临床工作 30 余年，总结出了十大治疗法则：

（1）去积消食法：按"伤食宜消"法则，临床上对伤食泻多采用去积消食法。常用消食药品如山楂、鸡内金、神曲、麦芽、谷芽等。若乳积或鱼肉积滞者，应重用山楂、鸡内金；由谷类致积者，重用麦芽、谷芽；若积滞原因不明，而伴腹胀，应选用神曲、厚朴。

（2）导滞攻下法：按"实则泻之"法则，临床上对实积可用导滞攻下法。常用导泻药品如大黄、枳实等。

（3）清热利湿法：由于外感暑邪、内蕴湿热引起腹泻，按"热则清之"法则，可采用清热利湿法。常用清热药物如葛根、黄芩、黄连、银花、连翘、白头翁、马齿苋、鱼腥草、铁苋菜等。因这类药物具有消炎、利尿、抗感染的作用，故临床上多用于感染性腹泻。

（4）温中祛寒法：因寒冷引起腹泻，按"寒者温之"的法则，应采用温中祛寒法。常用药物如干姜、附子、吴茱萸、肉豆蔻等。

（5）健脾益气法：久泻必虚，按"虚者补之"的法则，常用健脾益气法。常用药物如炒白术、怀山药、茯苓、炒扁豆、芡实、莲肉、党参、黄芪、炙草等。

（6）利水渗湿法："湿胜则濡泻"，中医治疗腹泻重视调中分利，常采用利水渗湿法。常用利水渗湿药物如茯苓、猪苓、泽泻、车前子等。

（7）涩肠止泻法：久泻肠滑不止，按"滑需固涩"法则，可采用涩肠止泻法。常用固涩药物如诃子、赤石脂、石榴皮、乌梅、罂粟壳等。

（8）行气消胀法：腹泻出现肠胃气滞，腹脘胀满时，应采用行气消胀法，常用理气药物如陈皮、木香、厚朴、砂仁、枳壳等。

（9）养阴清热法：泄泻日久，津液亏损，出现伤阴证候时，宜采用养阴清热法。常用养阴清热药物如西洋参、沙参、元参、石斛、乌梅、杭芍等。

（10）扶阳固摄法：泄泻日久，阳气衰微，出现伤阳证候时，宜扶阳固摄。常用扶阳药物如附子、干姜、肉桂、补骨脂、益智仁等。

以上所举治泻十法，皆为常用之法。其中温、清、消、补法是主要的，特别是分利法在治疗腹泻时应用更广，如"清热化湿"、"祛寒燥湿"、"温中健脾利湿"等，因"泻皆兼湿"、"治湿不利小便非其治也"。从临床实践来看，泄泻病机虽然变化多端，总不离乎脾伤积湿，治法初宜调中分利，继用芳香燥湿，虚者补之，寒者温之，有食积则消导，有湿热则清利，久必升提，滑须固涩。掌握辨证施治法则，则不至顾此失彼。但临床上寒、热、虚、实证候往往不是单纯存在着，如虚与寒、实和热多并存，故治法也不能截然分开，临床上须随证应变。此外，还应注意下列之点：

①清热苦寒汤药，不可长期饮服，因过服苦寒，则损伤脾胃；②淡渗利湿之剂，不可用之过多，因淡渗分利太过，则招致津枯阳陷；③补虚药品，不可纯用甘温，因太甘则生湿；④固涩之剂，不可过早使用，因固涩过早，则积滞未消，余邪残留；⑤攻下之剂，不可多用，因攻伐过甚，则损伤元气，对体弱患儿更应慎用。

第 5 章

# 康复调养

## 三分治疗七分养，自我保健恢复早

## 婴幼儿腹泻怎样护理

（1）胃肠道隔离：由各种病原（包括细菌及病毒等）引起的肠炎，传染性很强，应做好胃肠道隔离工作，防止交叉感染。对各种肠炎隔离工作可采用下列方法：

①新入院患儿，应先行床边隔离，直到大便培养两次阴性，方可解除隔离。

②工作人员接触患儿前要洗手，护理时要穿上塑料围裙或橡皮围裙，每做完一个患儿的护理工作后，医护人员要用 1 ∶ 5000 升汞溶液或 1% 煤酚皂溶液擦洗围裙，并用肥皂流水洗手。

③患儿粪便、尿布要浸泡在 1% 煤酚皂溶液中消毒 1 小时。

④注意保持病室空气流通，患儿用具、布料须煮沸消毒或日光曝晒。

（2）测量体重：患儿入院后，要准确测量体重，以便依据体重估计脱水程度、决定用药剂量。在入院 24 小时后，应再测体重 1 次，以后每隔 2 ~ 3 日定期测量 1 次，直到出院为止。

（3）一般护理：保持清洁，勤换尿布，保持皮肤清洁干燥。每次大便后，宜用温水清洗臀部及会阴部，并外扑滑石粉，以预防上行性泌尿道感染、尿布疹及臀部感染。勤翻身，特别是对营养不良患儿、输液时间较长者或昏迷患儿，应预防继发肺炎，避免压疮发生。呕吐频繁患儿应侧卧，防止呕吐误吸引起窒息，同时要常擦洗，避免颈部糜烂。按时喂水或口服补液用的含盐溶液，以缩短静脉补液的时间及避免脱水。喂食要耐心，应准确记录摄入量。

（4）细心观察病情，认真做好病情记录：每天均应记录粪便的次数、颜色、性状、气味及其混杂物质等。记录补液后第一次排便的时间及量，以便依据情况补充液量。如有呕吐者，还应记录呕吐的次数、量及性质等。并应详细观察全身症状，注意脱水、酸中毒的恢复情况及有无腹胀、精神萎靡和心音低钝等缺钾症状的出现。按时测量体温。

（5）静脉输液护理：保证药液用量准确；注意各种注射液的配伍禁忌；经常检查注射部位有无药液外漏、肿胀、静脉炎及包扎过紧等，保持注射部位干燥清洁，以免污染；掌握输液的速度，一般按每毫升16滴计算，并每隔15～30分钟观察一次输入速度是否合适，对伴有营养不良或肺炎的患儿速度宜慢；在输液过程中应随时注意有无皮肤潮红、皮疹、寒战、恶心、呼吸困难、青紫或体温突然升高等药物及输液反应。

# 小儿推拿常用手法

小儿推拿手法应轻快柔和，有的手法虽与成人推拿相同，但手法动作及操作方法却不一样，治疗穴位有时也和成人不同。

小儿推拿常用的手法如下：

（1）推法：用拇指面（正侧两面均可）或示、中指面，在选定的穴位上作直线推动，称直推法；用双手拇指面从同一穴位起，向两端分开推，称分推法。

（2）揉法：用指端（示、中、拇指均可）或掌根在选定的穴位上贴住皮肤，带动皮肉筋脉作旋转回环活动，称揉法。治疗部位小者用指端揉，大者用掌根揉。

（3）捏脊法：用双手的中指、无名指和小指握成半拳状，示指半屈，拇指伸直对准示指前半段，然后顶住患儿皮肤，拇、示指前移，提起皮肉。自尾椎两旁双手交替向前推动至大椎两旁，算作捏脊一遍。此法多用于小儿疳积，故又称"捏积"。

（4）推脊法：用示、中指（并拢）面自患儿大椎起循脊柱向下直推至腰椎处，称推脊法。此法适用于高热患者。

# 小儿泄泻如何进行推拿疗法

小儿推拿是中医药学宝库中的一个重要组成部分，历代医生均广泛运用。此法有促进气血流行、经络通畅、神气安定及脏腑调和的作用，从而达到祛邪治病的目的。适用于治疗 5 岁以下小儿的某些疾病，年龄越小，治疗效果越好。

泄泻时可推脾土 500 次，推大肠 200 次，摩腹 5 分钟，揉脐 3 分钟，推七节 300 次，揉龟尾 500 次。吐乳小儿加揉板门 50 次；热泻（包括伤食泻）加推上三关 200 次，推下六腑 100 次；虚寒泻加灸龟尾 3 分钟，手掌搓热按脐。

如小儿泄泻时伴见脱肛、脘腹冷痛，可用推七节法：用手大指腹面从小儿龟尾处往上推，施术时需注意：①推七节力度斜向上方，不可用力过猛；②一般在推行中加轻揉动作；③冬天，术者可将手大指腹部先擦热，然后施术；④一次施术应推行 50 次以上。

若小儿泄泻时伴见食积发热、食积腹痛、惊风时，可用运八卦法：用一手托住小儿手掌，一手大指推运小儿手掌心。在施术中应注意：①小儿手掌心为内八卦，手背为外八卦，在施术时两指对运内、外八卦；②一般顺时运为泻，逆时运为补；③辨证运掐内、外八卦，运掐次数可灵活掌握。

对泄泻、疳证及脾胃虚弱的患儿可用捏脊疗法，具体施术方法为：患儿俯卧，医者二手半握拳，二示指抵于背脊之上，再以二手拇指伸向示指前方，合力夹住肌肉提起，而后示指向前，拇指向后退，作翻卷动作，二手同时向前移动，自长强穴起，一直捏到大椎穴即可，如此反复五次，但捏第三次时，每捏三把，将皮肤提起一次。每天一次，连续六天为一疗程。休息一天，再作第二疗程。脊背皮肤感染及有紫癜病患儿禁用此法。

# 小儿泄泻怎样进行针刺疗法

小儿针刺在选穴治疗上与成人大体相同，但因不易取得合作，故在手法上、补泻关系上有一定区别。一般要求取穴少而精，针刺宜浅刺、速刺而不留针，手法宜轻而不宜重。小儿针刺不像成人那样有气感传导，只能凭施术者心领神会，察颜观色，观察患儿表情变化，且家长应密切配合。

小儿泄泻针刺时，选天枢、足三里、长强为主穴，呕吐者可加内关，腹胀者可加公孙，发热加曲池，偏虚寒加灸腹部。

# 怎样使用灸法治疗小儿泄泻

灸法是用艾绒为主要材料，加一定药物配方制成的艾炷或艾条，点燃后在体表一定腧穴上熏灼，或借艾火热力，通过经络传导，温通气血，调整机体功能，达到治病、保健的一种外治法。

一般临床上对小儿艾灸时间宜短不宜长，艾火接触皮肤宜远不宜近。民间医生常用隔姜或其他间隔物温灸，主要是防止皮肤烫伤，且可祛寒活血，增强温灸治疗作用。

凡小儿热厥、外伤出血等，不宜艾灸疗法。治疗小儿泄泻灸法如下：

（1）可取足外踝最高点，直下赤白肉交界处，以艾条温和灸两侧穴位，各10～15分钟，每日灸2～3次，用于治疗各种泄泻。

（2）艾灸长强穴，将艾条的一端点燃，对准长强穴（尾骨尖端下方，尾骨末端与肛门之间），距皮肤2～3cm处进行熏烤，使患儿局部有温热感，而无灼痛为宜，一般灸5～7分钟，以至皮肤红晕为度。

（3）隔姜灸脐中，用鲜姜切成直径2～3cm，厚0.2～0.3cm的薄片，中间以针刺数孔，然后将姜片置于脐上，将艾条的一端点燃，对准姜片，距姜片1～2cm，灸脐中，每次灸5分钟以上，常用于治疗因风寒而致的腹泻。

脐中灸后应外贴一小块胶布，避免脐中感伤风寒。腹部遇热、遇痛不宜灸脐中。

（4）贴药灸：选用活血通络之中药的新鲜切片覆盖，或将一定配方的药物研细末调敷于患儿某部位或穴位上，然后温灸贴药处。用于治疗小儿泄泻伴五迟症、小儿麻痹、遗尿等症。贴药灸以肤热为度，一天一次。

第 6 章

# 预防保健

## 重视预防调养，才能远离疾病

# 腹泻时为何不能随便应用抗生素治疗

有人认为，腹泻必然是胃肠道细菌感染，因而一旦遇到腹泻便使用抗生素来治疗，如小檗碱、庆大霉素、环丙沙星、诺氟沙星等。

诚然，霍乱、痢疾和一部分由大肠杆菌感染所引起的肠炎，确实是细菌感染，治疗时常常需应用抗菌药物。然而，腹泻未必全是细菌感染胃肠道所致，如：腹部受凉引起肠蠕动加快；对乳品、鱼、虾及蟹等食物过敏引起肠的变态反应；胰腺外分泌功能不足，胰腺癌等；胆汁排出减少、双糖酶缺乏使肠腔内存在大量未经消化而不能被吸收的溶质，引起高渗性腹泻；外出旅行或迁居外地生活，有的人因为生活环境的改变使肠道内正常菌群的生活环境发生了变化，从而发生了"菌群失调症"而引起的厌食、呕吐、腹痛甚至腹泻不止等症状；有些婴儿因饮食不当，辅食增加过快过多，造成的腹泻等，举不胜举。诸如此类腹泻便没有细菌感染存在。还有些腹泻，如婴幼儿秋冬季腹泻，成人和大孩子夏季"流行性腹泻"和霉菌性肠炎等都不属于通常所说的细菌感染。其中，婴幼儿秋冬季腹泻和夏季"流行性腹泻"系病毒感染所引起，而霉菌性肠炎是由与各种普通细菌特性完全不同的一类霉菌引起的。既然病原不同，治疗方法就不应该完全相同，所以应用抗菌药物应当慎重。

许多抗生素，尤其是口服后，均可引起不同程度的胃肠道不良反应，如恶心、呕吐、腹泻或食欲下降，甚至影响肝脏、肾脏和造血功能，其中以广谱抗生素引起的胃肠道不良反应较为严重。其原因，除化学刺激因素外（化学刺激性与剂量有关），广谱抗生素可引起体内的菌群失调而导致二重感染是另一个重要因素。

二重感染，亦称菌群失调症。在正常情况下，人们处于一个庞大的微生物生存的环境中，人体的皮肤黏膜和与外界相通的腔道，如口腔、鼻、咽、肠道等处，都寄生着一定数量的细菌，这些数量繁多的细菌，与人体既相互依存又相互制约，对人体不但无害，反而有益。其中肠道的正常菌群，在食物的消化吸收过程中起着重要的促进作用，而且，肠道正常的菌群还对危害人体健康的致病菌有着强大的抑制作用，可以有效地抑制它们的生长繁殖，这对人体来说，是非常重要的，在医学上称为生态平衡。

抗生素特别是广谱抗生素的应用，往往使体内各处的敏感菌受到抑制，而使耐药菌乘机在体内繁殖生长，导致二重感染。也就是说，本来用抗生素想杀灭致病菌，结果反遭致更厉害的细菌感染，其中，耐药性金黄色葡萄球菌和革兰阴性杆菌是二重感染的主要病原。由耐药性金黄色葡萄球菌等所致的二重感染，主要形式为肠炎，可见，广谱抗生素应用过程中所引起的二重感染往往会加重腹泻。

另外，广谱抗生素的应用使肠道内很多细菌受到抑制，这些细菌中有些具有合成 B 族维生素和维生素 K 的能力，因此，菌群失调后就可能导致维生素 B 复合物缺乏，可出现恶心、呕吐、腹泻等胃肠道症状。

## 婴幼儿腹泻的饮食原则

轻型患儿宜适当减少乳食，停止喂哺不易消化的和脂肪类食物，并缩短喂奶时间和延长间隔时间。腹泻对蛋白质的消化吸收影响不大。吐泻严重者应暂时禁食，但除频繁呕吐者外，一般不必禁水。禁食可使肠道溶质负荷减低，大便排泻量减少。在急性腹泻过程中，由于小肠绒毛的病变和消化酶活力的降低，使小肠对营养物质的消化和吸收都会发生障碍，患儿在这种情况下继续进食，不仅进入体内的营养数量不会增加，相反会进一步加重有病变的消化道的负担，使病变加重，同时，还会由于肠道内渗透压的进一步改变，使机体内水分损失增多。就是说，吃进去的食物，非但没能起到营养身体的作用，反倒加重病情，增加营养物质的丧失和消耗。所以，婴幼儿在急性腹泻期内短期禁食，可使胃肠道得到适当休息，对疾病恢复有利。

禁食时间不宜过久，一般不超过 6 ~ 8 小时，吐泻好转后，逐渐恢复饮食。

（1）母乳喂养者，可继续哺母乳，暂停辅食。哺乳时间由每次 5 ~ 7 分钟，逐渐增加到 10 分钟以上。

（2）人工喂养者可先喂 5% ~ 10% 的米汤 30 ~ 60ml，每 4 小时 1 次；次日用鲜牛奶或奶粉，1 岁以内婴儿可用开水或 5% ~ 10% 的米汤稀释 1 倍的牛奶，1 岁以上可用 2/3 牛奶加 1/3 开水或米汤稀释，奶中加 3% ~ 5% 白糖，如有条件可用脱脂奶或酸牛奶。对较大婴儿可兼顾过去饮食习惯，给其他易消化食品，如米糊、稀粥、面食等。

（3）热量计算：开始供应给热量，按每日每千克体重 30 ~ 40 热卡计算，以后根据腹泻轻重，每日每千克体重增加 10 ~ 30 热卡，有特殊情况可多加或少加、暂停或减少，必要时可再停食 8 ~ 12 小时。在热量增加到每千克体重 70 热卡以上时，可将奶汁稍加浓。随病情好转，应逐渐恢复到足够的饮食。限食过程一般不超过 1 周，以免造成营养不良。

病毒性肠炎多有双糖酶缺乏（主要是乳糖酶），故对疑似病例应暂停乳类喂养，改喂豆制代乳品，或用发酵奶，可减轻腹泻，缩短病程。可加用葡萄糖，但少数严重病例的小肠病变广泛，葡萄糖与钠的耦联转运普遍受累，宜慎用。如加葡萄糖后腹泻转重，即应停用。

## 腹泻宝宝的五大护理秘笈

（1）及时补充身体水分：腹泻一开始会呈现轻度脱水的状况，因此，护理的重点是先为宝宝补充身体丢失的水分。妈妈们可以从以下的补液方法中任意挑选一种：

①服用新配方的口服补液盐：氯化钠 3.5g、碳酸氢钠 2.5g、氯化钾 1.5g、无水葡萄糖 20g，加水至 1000ml。

②自制糖盐水。在 500ml 的开水中加入葡萄糖或白糖 10g，另外食盐 2 ~ 5g。按 20 ~ 40ml/kg 体重的比例，在 4 小时内服完。剩下的随时服用。

③盐米汤。米汤 500ml 加食盐 2g，让宝宝当开水饮用。

（2）不要乱用药物，保证宝宝安全：目前，治疗小儿腹泻常用的药物，比较推崇的有以下几种。

①蒙脱石粉，即思密达，具加强、修复消化道粘膜的屏障作用，并能固定、清除各种病毒、细菌及其毒素，适用于各种腹泻。

②微生态调节剂，如双歧杆菌制剂，可调节肠道内环境的稳定，保护肠道内有益菌群，有利于腹泻的治疗。

③丁桂儿脐贴，纯中药治疗小儿腹泻外用贴剂，简单方便有效，且无副作用。

此三种药物，也可作为家庭小药箱的常备药物。

（3）饮食调理帮助宝宝：宝宝一旦腹泻，一些妈妈们会控制饮食，生怕加重病情。其实恰恰相反，腹泻宝宝更需要营养丰富的食物，以防腹泻后营养不良。母乳喂养的宝宝可继续母乳喂养，人工喂养的仍可给予平常的喂养方式，"该吃什么就吃什么"，什么也不落下。需要妈妈注意的是，宝宝此时的肠胃功能尚处在恢复期，因此，进食应遵循少吃多餐、由少到多、由稀到浓的原则。

（4）暖和的小肚肚很重要：除调整饮食外，还要注意宝宝腹部保暖。秋季气候渐渐转凉，宝宝由于受病毒侵犯，其肠蠕动本已增快，如腹部再受凉则肠蠕动更快，将加重腹泻。妈妈们们可用热水袋对宝宝腹部进行热敷，也可帮宝宝揉肚子，以缓解其疼痛。

（5）保护好宝宝的小屁股：腹泻期间，妈妈们还要提防尿布疹。因为宝宝便便次数增多，肛门周围的皮肤及黏膜有损伤，每次大便后都要用温水冲洗，再涂些油脂类的药膏。婴儿要及时更换尿布，避免粪便尿液渍的尿布与皮肤摩擦而发生破溃。防止尿布疹及继发感染。

## 👤 几种对宝宝既有营养，而且还有一定的止泻作用的食物

（1）焦米汤：将米粉或奶膏研磨成粉，炒至焦黄，再加水和适量的糖，煮沸成稀糊状即可。焦米汤易于消化，它的碳化结构还有较好的吸附止泻作用，是婴儿腹泻的首选食品。

（2）胡萝卜汤：胡萝卜是碱性食物，所含果胶能使大便成形，吸附肠道致病细菌和毒素，是良好的止泻制菌食物。将胡萝卜洗净，切开去茎，切成小块，加水煮烂，再用纱布过滤去渣，然后加水成汤（按500g 胡萝卜加 1000ml 水的比例），最后加糖煮沸即可。每天 2～3次，每次 100～150ml，腹泻好转后停用。

（3）苹果泥：苹果也是碱性食物，含有果胶和鞣酸，有吸附、收敛、止泻的作用。取一个新鲜、质地酥软的苹果切成两半，用小勺刮成泥状即可。

## 👤 小儿腹泻的食疗保健

### 1. 良姜干姜粥

原料：高良姜、干姜各 3～5 g，豆蔻 5～9 g，薏苡仁 20～30 g，

糯米 30 ～ 50 g。冰糖适量。

制法：先将高良姜、干姜、豆蔻水煎取汁；与薏苡仁、糯米共煮至粥熟时，调入适量冰糖即可，待温服食。

功效：温中散寒，健脾止泻。适宜风寒型小儿腹泻。

服法：1 剂 / 天，分 2 次服，连服 3 ～ 5 日。

2. 荷叶淡竹叶粥

原料：鲜荷叶 10 ～ 15 g( 或干荷叶 5 ～ 10 g)，淡竹叶 3 ～ 5 g；车前草 5 ～ 10 g，薏苡仁 20 ～ 30 g。糯米 30 ～ 50 g，冰糖适量

制法：先将荷叶、淡竹叶、车前草水煎取汁；另将薏苡仁、糯米共煮至粥熟时，兑入药汁与适量冰糖即可，待温服食。

功效：温中散寒，健脾止泻。适宜风寒型小儿腹泻。

服法：1 剂 / 天，分 2 次服，连服 3 ～ 5 日。

3. 鸡内金散

原料：鸡内金 15 g，山药 30 g，莲子 50 g，红糖适量。

制法：将前 3 昧共研细末，每次取 15 ～ 20 g 煮糊，加入红糖即可。或将药末、红糖调入稀粥中亦可。

功效：健脾消食止泻。适宜脾胃虚弱而兼伤食型小儿腹泻。

服法：1 次 / 天，分 2 次服，连服 3 ～ 5 日。

### 4.桂圆莲子粥

原料：龙眼肉(桂圆肉)5 ~ 10 g，莲子 10 ~ 15 g，大枣 3 ~ 5 枚，薏苡仁 15 ~ 30 g，糯米 30 ~ 50 g，红糖适量。制法：先将大枣剥去内核。然后将大米加入适量清水，煮沸后，纳入龙眼肉、莲子、大枣、薏苡仁，共煮至粥熟时，调入适量红糖即可，待温服食。

功效：健脾益气。适宜脾胃虚弱型小儿腹泻。

服法：1 剂 / 天，分 2 次服，连服 3 ~ 5 日。

### 5.藿香防风粥

原料：藿香 3 ~ 5 g，防风 3 ~ 6 g，白术 6 ~ 9 g，豆蔻 5 ~ 9 g，生姜 2 ~ 3 片，大米 30 ~ 50 g。

制法：先将诸药水煎取汁，加大米煮为稀粥即可，待温服食。

功效：祛风散寒，除湿止泻。适宜风寒型小儿腹泻。

服法：1 剂 / 天，分 2 次服，连服 3 ~ 5 日。

### 6.山药莲子芡实散

原料：芡实 25 g，山药 30 g，莲子 50 g，红糖适量。

制法：将前 3 味共研细末，每次取 15 ~ 20 g 煮糊，加入适量红糖即可。或将药末、红糖调入稀粥中亦可，待温服食。

功效：健脾益气止泻。适宜脾胃虚弱型小儿腹泻。

服法：1 次 / 天，分 2 次服，连服 5 ~ 10 日。

7. 山药山楂金莲粥

原料：山楂 10 ~ 15 g，山药、鸡内金各 5 ~ 10 g，莲子 20 ~ 30 g，大米 30 ~ 50 g，红糖适量。

制法：先将诸药水煎取汁，加大米煮为稀粥，粥熟时加入适量红糖即可待温服食。

功效：健脾消食止泻。适宜脾胃虚弱而兼伤食型小儿腹泻。

服法：1 剂 / 天，分 2 次服，连服 3 ~ 5 日。

8. 鲜藕生姜蜂蜜饮

原料：鲜藕 300 ~ 500 g，生姜 30 ~ 50 g，蜂蜜适量。

制法：将鲜藕、生姜洗净，切碎，榨取汁液，煮沸，纳入蜂蜜即成，待温服食。

功效：清热利湿，和胃止呕。适宜湿热型小儿腹泻，症见恶心呕吐，吐物酸臭，口渴心烦等。

服法：1 剂 / 天，分 2 ~ 3 次服，连服 3 ~ 5 日。

9. 神曲茯苓山楂粥

原料：神曲 10 ~ 12 g，茯苓 10 ~ 15 g，山楂 15 ~ 20 g，大米 30 ~ 50 g，白糖适量。

制法：将神曲、茯苓研末，与山楂一起水煎取汁，加入大米共煮成粥，待粥熟时，调入白糖，再煮一二沸即可，待温服食。

功效：健脾助运，消食导滞。适宜伤食型小儿腹泻，症见脘腹胀满。泻前哭闹，泻后痛减，大便夹有不消化物，恶心呕吐，吐后胀减，不思饮食等。

服法：1剂/天，分2次服，连服3～5，日。

10.山药鸡内金鳝鱼汤

原料：黄鳝10～12.5 g，鸡内金5～10 g，山药10～15 g，生姜1～2片，白酒、食盐、味精各适量。

制法：将黄鳝活杀，去内脏后洗净，切段，用开水洗去鱼腥；鸡内金、山药洗净备用。起油锅，用姜爆黄鳝肉，加白酒少许，加清水适量，倒入锅内，加鸡内金、山药，先用武火煮沸，再用文火煮1小时，调入食盐、味精即可，待温服食。

功效：消食化积。适宜伤食型小儿腹泻。

服法：2次/天，饮汤，连服3～5日。

11.马齿苋粥

原料：马齿苋10～20 g，粳米20～30 g。

制法：先将马齿苋洗净，晾干；将粳米加入适量清水，煮成粥，加入马齿苋，煮沸即可，待温服食。也可酌加食盐或白糖调味。

功效：清热利湿。适宜湿热内蕴型小儿腹泻。

服法：随意食用，服用至病愈。

12. 荔枝粥

原料：干荔枝 3 ~ 5 枚，粳米或糯米 30 ~ 50 g。

制法：将干荔枝去皮，洗净；粳米（糯米）淘净，一起放入锅内，加清水适量，用武火烧沸后，转用文火煮至米烂成粥即可，待温服食。

功效：补脾温。肾。适宜脾肾阳虚型小儿腹泻。

服法：1 次 / 天，5 天为 1 个疗程。

13. 山楂麦芽饮

原料：山楂、麦芽各 20 ~ 30 g，红糖 10 ~ 15 g。

制法：先用小火将山楂及麦芽炒至略焦，离火，加少许酒搅拌，再置火炉上炒干，然后加水约 200 ml，煎煮 15 分钟，去渣后，加入红糖，再熬沸即可，待温服食。

功效：消食化积，适宜伤食型小儿腹泻。

服法：1 剂 / 天，分数次温饮，连服 3 ~ 5 日。

14. 糯米二术粥

原料：糯米 20 ~ 30 g，白术 10 ~ 12 g，苍术 3 ~ 6 g。

制法：先将糯米略炒一下；再将白术及苍术，加适量清水煎煮 15 分钟后，去渣取汁，然后加入糯米煮粥，待温服食。

功效：疏风散寒。适宜风寒型小儿腹泻。

服法：1 剂 / 天，分 2 ~ 3 次服食，连服 5 ~ 7 日。

15. 乌梅葛根汤

原料：乌梅 8 ~ 10 枚，葛根 10 ~ 15 g，红糖少许。

制法：将乌梅、葛根加清水约 250 ml。用大火煮沸后，小火再煮约 20 分钟，去渣，加红糖即可，待温服食。

功效：清热利湿。适宜湿热型小儿腹泻。

服法：1 剂 / 天，分数次饮用，连服 5 ~ 7 日。

## 小儿腹泻的家庭常用调养法

（1）敷贴法：吴茱萸 30g，丁香 2g，胡椒 30 粒，共研细末。每次用药 1.5g，调陈醋或植物油，制成糊状，外敷脐上，以纱布固定，每日换药 1 次，用于伤食、风寒或虚寒泻。或用大蒜头捣烂，敷贴足心或脐中，用于寒泻。

（2）拔罐法：根据患儿大小胖瘦选中号或小号火罐，于龟尾穴部（尾椎骨端），拔罐 5 ~ 10 分钟，隔日 1 次，3 次为 1 疗程。或于两侧大肠俞处拔罐，每日 1 次，每次 5 分钟。

（3）刮痧法：点揉中脘、天枢、气海，刮足三里。

## 小儿腹泻常用的中成药方

（1）纯阳正气丸，每次 1.5g，每日 2 次。适用于暑天受寒腹泻。

（2）保和丸 5g，开水化开喂服，每日 3 次。本方用于单纯性和中毒性腹泻患儿。

（3）止泻片，每次 2 片吞服，每日 3 次。适用于感寒腹泻。

还可根据病情选用四神丸、藿香正气丸等中成药。

## 怎样有效预防婴幼儿腹泻

婴幼儿腹泻是一种很容易预防的疾病，根据腹泻发生的原因，应注意以下几点：

（1）注意饮食卫生：加强卫生宣教，对水源和食品卫生严格管理。食品应新鲜、清洁，凡变质的食物均不可喂养小儿，食具也必须注意消毒。

（2）提倡母乳喂养：尤以出生后最初数月内应以母乳喂养。因母乳最适合婴儿的营养需要和消化能力。人乳中含有 IgA，可中和大肠杆菌肠毒素，有预防感染埃希大肠杆菌的作用，故除患结核、心、肾及其他慢性疾病外，均应提倡母乳喂养。应注意正确的喂养方法，做到定时哺乳，避免在夏季及小儿有病时断奶。

（3）按时添加辅食：小儿生长发育迅速，不论母乳或人工喂养儿均应按时添加辅食，以满足营养需要。添加辅助食品时，品种不宜过多，变换不宜过频，要在婴儿逐渐适应新的食品后，才渐次增加其他食品。具体而言，添加辅食时，要注意婴儿的消化能力，每次只能增加一种，从少至多，逐渐增加。一般在出生后半个月开始添加维生素 C 及维生素 D，2～3 个月加菜汤、奶糕或米糊，4～6 个月添加蛋黄、肉末及碎菜等。

（4）注意饮食质量：母乳不足或缺母乳采取混合喂养及人工喂养时，应注意饮食调配，不宜过多或过早地给米糊或粥食等食品，以免发生糖类消化不良及影响小儿生长发育，初出生至 3 个月内婴儿母乳不足，可吃牛奶或豆浆补充，无论用牛乳或代乳品均需要适当稀释，以利于消化和吸收；食欲不振时，不宜强制进食。

（5）增强体质：平时应加强户外活动，提高对自然环境的适应能力，注意小儿体格锻炼，增强体质，提高机体抵抗力，避免感染各种疾病。

（6）避免不良刺激：小儿日常生活中应防止过度疲劳、惊吓或精神过度紧张。

（7）夏季卫生及护理：婴幼儿的衣着，应随气温的升降而减增，避免过热，夜晚睡觉要避免腹部受凉。夏季应多喂水，避免饮食过量或食用脂肪多的食物。经常进行温水浴。

（8）加强体弱婴幼儿护理：营养不良、佝偻病及病后体弱小儿应加强护理，注意饮食卫生，避免各种感染。对轻型腹泻应及时治疗，以免拖延成为重型腹泻。

（9）避免交叉感染：感染性腹泻易引起流行，对新生儿、托幼机构及医院应注意消毒隔离。发现腹泻患儿和带菌者要隔离治疗，粪便应做消毒处理。

（10）合理应用抗生素：避免长期滥用广谱抗生素，以免肠道菌群失调，招致耐药菌繁殖引起肠炎。